AF499622

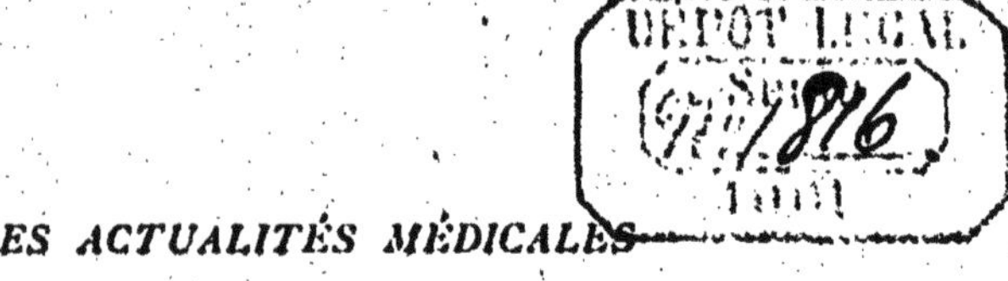

LES ACTUALITÉS MÉDICALES

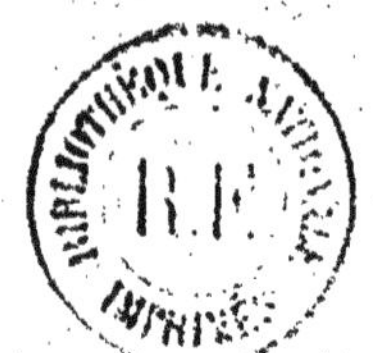

Diagnostic des Maladies de la Moelle

SIÈGE DES LÉSIONS

LES ACTUALITÉS MÉDICALES

NOUVELLE COLLECTION DE VOLUMES IN-16, DE 96 PAGES, CARTONNÉ
A 1 fr. 50 LE VOLUME

DU MÊME AUTEUR :

Anatomie clinique des Centres nerveux, 1 vol.
Diagnostic des Maladies de l'Encéphale, *siège des lésions*. 1 vol.

L'Appendicite, par le Dr Aug. BROCA, professeur agrégé de la Faculté de médecine de Paris.
Les Rayons de Röntgen et le diagnostic des Affections thoraciques non tuberculeuses, par le Dr A. BÉCLÈRE, médecin de l'hôpital Saint-Antoine.
Les Rayons de Röntgen et le diagnostic de la Tuberculose, par le Dr A. BÉCLÈRE.
Cancer et Tuberculose, par le Dr H. CLAUDE.
La Radiographie et la Radioscopie cliniques, par le Dr L.-R. RÉGNIER.
La Diphtérie, par les Drs H. BARBIER, médecin des Hôpitaux, et G. ULMANN.
La Grippe, par le Dr L. GALLIARD, médecin de l'hôpital Saint-Antoine.
Traitement de la Syphilis, par le Dr EMERY. Préface de M. le professeur FOURNIER.
Chirurgie des voies biliaires, par le Dr V. PAUCHET.
Le Traitement pratique de l'Epilepsie, par le Dr GILLES DE LA TOURETTE, professeur agrégé à la Faculté de médecine de Paris, médecin de l'hôpital Saint-Antoine.
Formes et Traitement des myélites syphilitiques, par le Dr GILLES DE LA TOURETTE.
Les États neurasthéniques, par le Dr GILLES DE LA TOURETTE. 2e *édition*.
Psychologie de l'instinct sexuel, par le Dr JOANNY ROUX, médecin des Hôpitaux de Saint-Étienne.
Les Glycosuries non diabétiques, par le Dr ROCQUE, professeur agrégé à la Faculté de Lyon, médecin des Hôpitaux.
Les Régénérations d'organes, par le Dr P. CARNOT, docteur ès sciences.
Le Tétanos, par les Drs J. COURMONT, professeur, et M. DOYON, professeur agrégé à la Faculté de Lyon.
La Gastrostomie, par le Dr J. BRAQUEHAYE, professeur agrégé à la Faculté de Bordeaux.
Le Diabète, par le Dr R. LÉPINE, professeur à la Faculté de Lyon, médecin des Hôpitaux.
Les Albuminuries curables, par le Dr J. TEISSIER, professeur à la Faculté de Lyon.
Thérapeutique oculaire, par le Dr F. TERRIEN, chef de clinique ophtalmologique à la Faculté de Paris.
Les Auto-intoxications de la grossesse, par le Dr BOUFFE DE SAINT-BLAISE, accoucheur des Hôpitaux de Paris.
Le Rhume des Foins, par le Dr J. GAREL, médecin des Hôpitaux de Lyon.
La Fatigue oculaire, par le Dr L. DOR.
Le Rhumatisme articulaire aigu en bactériologie, par les Drs TRIBOULET, médecin des Hôpitaux, et COYON.
La Mécanothérapie, par le Dr L.-R. REGNIER.
Le Pneumocoque, par LIPPMANN. Préface de M. DUFLOCQ.
La Cryoscopie des urines, par les Drs CLAUDE et BALTHAZARD.

LES ACTUALITÉS MÉDICALES

Diagnostic des Maladies de la Moelle

SIÈGE DES LÉSIONS

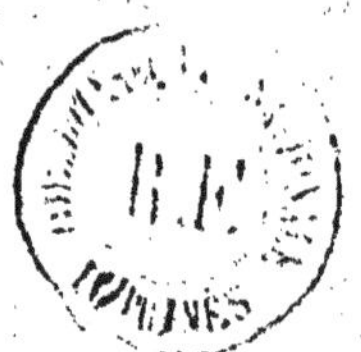

PAR

LE Dr GRASSET

PROFESSEUR DE CLINIQUE MÉDICALE A L'UNIVERSITÉ DE MONTPELLIER
ASSOCIÉ NATIONAL DE L'ACADÉMIE DE MÉDECINE
LAURÉAT DE L'INSTITUT

Deuxième Édition, revue et modifiée.

PARIS
LIBRAIRIE J.-B. BAILLIÈRE ET FILS
19, RUE HAUTEFEUILLE, 19

1901

DIAGNOSTIC
DES MALADIES DE LA MOELLE
SIÈGE DES LÉSIONS

INTRODUCTION

Ce petit livre a été soigneusement revu; mais les modifications ont été très limitées, non pas tant par le peu d'intervalle qui sépare cette seconde édition de la première que par la nécessité de rester dans les mêmes limites de pages.

Je signalerai quelques points sur lesquels ont porté ces modifications : j'ai séparé le syndrome cérébello-postérieur (maladie de Friedreich); j'ai complété, avec le livre de Wichmann, le tableau des troubles moteurs et sensitifs correspondant aux différents sièges (en hauteur) de lésion médullaire; j'ai utilisé (ou cité), pour la théorie des contractures et la théorie des réflexes dans les lésions transverses totales de la moelle, les derniers travaux de van Gehuchten sur les réflexes; j'ai discuté et précisé la double (et probablement triple) localisation des centres médullaires : localisations périphérique, radiculaire et segmentaire.

Étant donné un malade chez lequel on a reconnu une maladie de la moelle, comment peut-on cliniquement déterminer le siège précis de l'altération médullaire? Quel est le système ou quels sont les systèmes de la moelle qui sont exclusivement ou principalement atteints? A quelle hauteur de l'axe spinal siège la lésion?

Si ce chapitre de *Géographie clinique de la moelle*, fondé par les chefs de l'École neuropathologique française, Duchenne (de Boulogne), Vulpian et Charcot, a pu paraître, au début, un chapitre de science pure, aujourd'hui il s'est tellement agrandi, confirmé et précisé qu'il est devenu absolument pratique, accessible à tous et utile à tous les médecins.

D'abord, c'est là qu'on trouvera les indications nécessaires pour les interventions chirurgicales, dont le domaine s'élargit tous les jours au fur et à mesure que leur innocuité s'accroît et que leur technique se perfectionne. De plus, les différents états, que l'on appelle classiquement *maladies de la moelle*, sont des syndromes anatomocliniques caractérisés par la fixité de leurs symptômes et la fixité du *siège* de la lésion correspondante. D'où il résulte que le diagnostic de ce siège de la lésion constitue le diagnostic tout entier de ce syndrome.

Ainsi, pour reconnaître une atrophie musculaire progressive ou un tabes, il suffit de reconnaître que la lésion, chez le malade examiné, siège systématiquement sur les cornes antérieures de la substance grise ou sur les cordons postérieurs.

Donc, sans nier l'importance du *diagnostic anatomique* et du *diagnostic nosologique* qui, quand ils sont possibles, doivent venir compléter le diagnostic physiologique, on peut bien dire que le *diagnostic physiologique* ou diagnostic du siège de la lésion est absolument capital et de première nécessité pour tous les médecins d'aujourd'hui.

On trouvera toute naturelle la division de ce petit livre en deux chapitres :

1° Dans le premier chapitre, nous étudierons la *sémiologie des systèmes* de la moelle, c'est-à-dire les signes auxquels on reconnaît le siège de l'altération médullaire dans tel ou tel système de cet organe (cornes antérieures, cornes postérieures, cordons postérieurs, etc.).

2° Dans le second chapitre, nous chercherons à faire le diagnostic du siège des lésions, en *hauteur*.

I. — DIAGNOSTIC DU SYSTÈME MÉDULLAIRE LÉSÉ.

Nous étudierons successivement, dans ce chapitre, les neuf syndromes suivants :

I. — Le syndrome des cordons postérieurs : troubles sensitifs et ataxie;

II. — Le syndrome des cordons antérolatéraux : état parétospasmodique, contractures et tremblement intentionnel;

III. — Le syndrome associé des cordons postérieurs et latéraux : état ataxospasmodique;

IV. — Le syndrome associé des cordons postérieurs et du faisceau cérébelleux ascendant : syndrome de Friedreich;

V. — Le syndrome des cornes antérieures : atrophie musculaire;

VI. — Le syndrome associé des cordons latéraux et des cornes antérieures : atrophie musculaire spastique;

VII. — Le syndrome de la substance grise centropostérieure : dissociation, dite syringomyélique, des sensibilités (et troubles vasomoteurs);

VIII. — Le syndrome associé des cornes antérieures et de la substance grise centropostérieure (syndrome de l'entière substance grise) : atrophie musculaire, dissociation dite syringomyélique des sensibilités et troubles vasomoteurs;

IX. — Le syndrome d'une moitié latérale de la moelle : hémiparaplégie croisée.

Pour chacun de ces syndromes, nous étudierons successivement : 1° les groupes de faits dans lesquels la lésion est limitée à ce système (lésions et symptômes); 2° ceux dans lesquels la lésion atteint ce système, sans y être exclusivement limitée (lésions et symptômes); 3° la synthèse du syndrome (description clinique, physiologie pathologique et diagnostic différentiel).

1. — LE SYNDROME DES CORDONS POSTÉRIEURS : Troubles sensitifs et ataxie.

A. — Il n'y a qu'un groupe de faits dans lequel la lésion soit systématiquement *limitée aux cordons postérieurs* : c'est le *tabes* ou *ataxie locomotrice progressive*. Nous devons en résumer les *lésions* et les *symptômes*.

1. Quoique la dégénération gélatiniforme des cordons postérieurs de la moelle ait été anatomiquement signalée par Hutin dès 1827, on peut dire que l'*anatomie pathologique* du tabes ne commence qu'avec Bourdon et Luys (1860), peu de temps après la magistrale description clinique de Duchenne (1858).

Dans une première période, on admet une sclérose primitive et systématique des cordons postérieurs pris dans leur ensemble. Dans une deuxième période (Charcot et Pierret, 1871), on précise davantage : la lésion principale, initiale, est localisée dans la partie externe des cordons postérieurs (zones radiculaires postérieures). Enfin dans une troisième période, la lésion des racines postérieures a paru plus constante (Leyden, Vulpian); puis on a placé le point de départ de la lésion dans les ganglions (P. Marie, 1892) et on a fait du tabes une maladie du protoneurone sensitif (Brissaud, 1895, de Massary) (1).

En réalité, la lésion du tabes, au début, est localisée dans la bandelette externe de Charcot et Pierret, puis, dans le tabes plus avancé, elle comprend la zone d'entrée des racines postérieures de Philippe, c'est-à-dire la zone de Lissauer et la zone cornuradiculaire de P. Marie. Enfin, chez le tabétique de longue date, le cordon de Goll est envahi, surtout dans les portions les plus élevées de la moelle. — Voilà la lésion principale et constante (fibres exogènes ; fibres radiculaires ; prolongements cylindraxiles des ganglions).

Les fibres endogènes, trouvées souvent intactes (Marie, Strümpell), ont aussi été trouvées atteintes (Philippe) : les fibres descendantes d'abord (triangle de Gombault et Philippe, centre ovale de Flechsig, bandelette postéro-interne, faisceau en virgule de Schultze), les fibres ascendantes plus tard (zone cornucommissurale : *ultimum moriens* des cordons postérieurs). Mais toutes ces fibres endogènes seraient atteintes seulement dans la deuxième étape, consécutivement à la lésion des fibres radiculaires exogènes.

Dans la substance grise, la lésion des cellules de la colonne vésiculaire de Clarke serait douteuse ou inconstante ; l'altération est au contraire très fréquente sur les fibrilles nerveuses de cette même région (collatérales fournies par les fibres radiculaires postérieures).

La lésion des racines postérieures est très fréquente, mais non constante. Dans les ganglions, l'intégrité des cellules serait la règle (2).

Nous laissons de côté toutes les lésions extramédullaires (nerfs, bulbe) qui ne nous intéressent pas ici.

(1) Massary (de), Le tabes dors. dégénér. du protoneur. centrip. Th. Paris, 1896. — Voir aussi pour ce paragraphe : Philippe. Le tabes dorsalis. Paris, 1897 ; et Gerest. Les affections nerveuses systématiques et la théorie des neurones. Paris, 1898.

(2) Voir sur ce point important : Gerest, *loc. cit.*, p. 235.

On peut donc admettre la conception de Brissaud que le tabes est une lésion du protoneurone sensitif. Seulement, si on ne veut pas admettre une lésion dynamique ou méconnue du ganglion dans beaucoup de cas, il faut dire que *le siège primitif, essentiel, de la lésion dans le tabes est la partie intramédullaire du protoneurone sensitif*, cette partie des cordons postérieurs que nous savons contenir les prolongements cylindraxiles des ganglions spinaux.

Si on compare, avec Brissaud, le neurone à un arbre, c'est dans ses branches que le protoneurone sensitif serait atteint. Nous verrons que le tabes spasmodique est de la même manière, dans le faisceau pyramidal, la maladie de la portion intramédullaire des prolongements cylindraxiles du protoneurone moteur cortical. L'un et l'autre (le tabes ataxique et le tabes spasmodique) sont *la maladie des prolongements intramédullaires d'un neurone extramédullaire* (ganglion spinal pour le tabes postérieur, écorce cérébrale pour le tabes latéral).

Anatomiquement, cette altération des fibres radiculaires postérieures dans le tabes porterait surtout sur la myéline et à ce processus primitif succéderaient des dégénérescences, descendantes d'abord, ascendantes ensuite, dans les fibres endogènes (1).

Du reste, ce qui nous importe le plus est la seule question de la topographie des lésions, puisque nous écrivons uniquement un chapitre de géographie médullaire.

2. Nous devons maintenant rapprocher de ce siège de lésion les *symptômes* importants et essentiels du tabes, ou du moins ceux qui sont d'origine nettement médullaire. On peut dire qu'ils ont été, à peu près tous, décrits par Duchenne (2), dans son Mémoire historique de 1858

(1) Voir, sur tout ce chapitre, le récent article de Jules Soury Anat. et physiol. patholog. du tabes. *Arch. de neurol.*, 1901, t. XI, p. 1.

(2) Duchenne. De l'ataxie locom. progr. *Arch. gén. de méd.*, 1858-1859.

et par Charcot (1) dans ses Leçons de la Salpêtrière.

On peut les grouper sous les chefs suivants :

Douleurs fulgurantes; crises viscérales (gastriques, etc.); constriction thoracique;

Anesthésies et paresthésies : anesthésie plantaire, par plaques, fourmillements dans le domaine du cubital; retard, fausse localisation, persistance douloureuse anormale des sensations provoquées; dissociation (persistance de la sensibilité thermique); diminution ou abolition du sens musculaire;

Abolition du réflexe rotulien (Westphal), du réflexe du tendon d'Achille (Babinski) (2);

Diminution ou abolition du tonus : hypotonie (Frenkel) (3), mouvements involontaires au repos (ataxie du tonus) (4); parésie ou paralysie des sphincters (troubles vésicaux);

Incoordination motrice; influence de l'occlusion des yeux sur la station debout et sur la marche (Romberg); troubles trophiques : arthropathies, ostéopathies, taches ecchymotiques, mal perforant.

B. — Dans une série de maladies, autres que le tabes, nous trouvons les cordons postérieurs atteints, cette lésion n'étant pas exclusivement limitée à ce système (5).

C'est d'abord la *paralysie générale* (6) qui a, dans cer-

(1) Charcot. Œuvres compl., t. I. Leç. II, III et IV; t. II. Lec. II et IV.

(2) Babinski. *Soc. méd. des hôp.*, 21 oct. 1898.

(3) Frenkel. Ueb. Muskel-Schlaffheit (Hypotonie) b. d. Tabes dors. *Neurol. Centralbl.*, 1896, t. XV, p. 355.

(4) Voir mes Leç. sur les mouvem. involont. au repos, chez les tabét. Ataxie du tonus, in Leç. de Clin. méd. 2e série, 1896, p. 211.

(5) Voir les Rapports de Bruce, de Dana et de Homén au dernier Congrès de Paris (Section de neurologie, août 1900) sur les lésions non tabétiques des cordons postérieurs de la moelle.

(6) Voir pour tout ce paragraphe : Rabaud. Contr. à l'ét. des lésions spin. postér. dans la paral. génér. Th. Paris, 1898, et le Rapport cité de Homén.

tains cas (Baillarger) (1), des symptômes et des lésions à siège médullaire postérieur. Puis c'est la *sclérose en plaques* qui n'est pas toujours exclusivement motrice et peut se localiser sur les cordons postérieurs et présenter les symptômes de cette lésion (2). Raymond (3) a également réuni des cas de *syringomyélie* sans dissociation répondant au syndrome anatomoclinique postérieur. Nous citerons encore : la *méningite spinale chronique* (Vulpian, Déjerine), l'*ergotisme* (4) (Tuczek), la *pellagre* (5), la *lèpre* (6), les *tumeurs intracrâniennes* (7), l'*anémie grave* et les états *cachectiques infectieux* ou *toxiques* (8).

C. — A l'aide de ces divers documents, nous pouvons maintenant faire la *synthèse* et la *physiologie pathologique* du syndrome des cordons postérieurs.

Les symptômes énoncés se groupent sous deux chefs : troubles sensitifs et ataxie.

Les troubles sensitifs sont : les douleurs fulgurantes, les paresthésies, les anesthésies (particulièrement du sens musculaire) et l'abolition des réflexes tendineux. — Tous ces symptômes s'expliquent bien par la lésion des fibres radiculaires des cordons postérieurs (prolongements intramédullaires du protoneurone sensitif ganglionnaire)

(1) Baillarger. De la paral. génér. dans ses rapp. avec l'at. locom. *Ann. méd. psychol.*, 1862, t. VII.

(2) Voir : Charcot. Œuv. complètes, t. VI. Leçons VI, VII et VIII ; et Raymond. Leçons sur les maladies du syst. nerveux, t. II, 1897, p. 550. Observations de Erb, Oppenheim, Gaucher et Claude.

(3) Raymond. Leçons sur les malad. du syst. nerv., t. II, 1897, p. 510. Observations de Joffroy et Achard, Homen, Oppenheim, Schuppel, Schlesinger.

(4) Voir Pierre Marie, in Traité de médecine, 1894, t. VI, p. 314. On peut rapprocher ma Note sur les dangers du seigle ergoté dans l'ataxie locomotrice progressive. *Progrès médical*, 17 mars 1884.

(5) Voir Pierre Marie, *ibid.*, p. 319.

(6) Voir Jeanselme et Marie. Sur les lésions des cordons postérieurs dans la moelle des lépreux. *Revue neurol.*, 1898, p. 751.

(7) Rapports cités de Bruce et de Homen.

(8) Rapports cités de Bruce, de Dana et de Homen.

ou des premiers neurones de relais (prolongements ascendants des neurones des cornes postérieures).

Le mécanisme de l'ataxie par lésion des cordons postérieurs a été et est encore très discuté.

La marche, tous les mouvements, même les plus simples en apparence, et le maintien du corps dans une position quelconque sont, en réalité, des actes complexes. L'immobilité elle-même est active. La moelle est un des organes qui président à la coordination des contractions et des relâchements musculaires nécessaires pour obtenir et maintenir chaque position. Le tonus est une partie de cette fonction médullaire générale : c'est la partie concernant le maintien dans l'immobilité d'une position et d'une attitude (1).

Cette fonction médullaire est un réflexe. L'excitation centripète de ce réflexe vient de la peau, des articulations et surtout des muscles. Cette excitation pénètre dans la moelle par les racines postérieures et les fibres radiculaires des cordons postérieurs. On comprend que l'altération de ces cordons trouble profondément ce réflexe : d'où l'hypotonie générale, les troubles des sphincters, l'abolition des réflexes tendineux et l'ataxie (des mouvements et du tonus).

Des impressions centripètes, utiles pour cette fonction médullaire de régulation, viennent aussi par les sens et spécialement par la vue. A l'état normal, ces excitations sensorielles sont secondaires et accessoires et peuvent, à un moment donné, manquer, sans grand dommage pour l'équilibre et la coordination des mouvements.

Quand, au contraire, par suite de la lésion des cordons postérieurs, les excitations normalement principales (muscles) manquent, les excitations sensorielles prennent plus d'importance ; les malades se servent alors de leurs yeux comme de béquilles (Althaus) et leur occlusion

(1) Voir, pour tout ce paragraphe, mes Leçons sur les Maladies de l'équilibre et de l'orientation. *Biblioth. scientif. internationale*, 1901.

brusque amène une perturbation plus grande dans la coordination : on a le signe de Romberg.

Cela ne veut pas dire que l'ataxique regarde ou soit obligé de regarder ses pieds; mais il se sert de ses yeux pour prendre autour de lui des points de repère et d'appui pour suppléer à l'automatisme réflexe de sa moelle. Il marche avec son cerveau, au lieu de marcher avec sa moelle. Et, quand ce secours lui manque brutalement, il perd l'équilibre par une sorte de vertige brusque, qui est le signe de Romberg.

On voit d'après cela que, contrairement à l'opinion classique, il ne faut pas considérer le signe de Romberg comme la conséquence de l'abolition ou de la diminution du sens musculaire *perçu*. Je crois avoir démontré (1) qu'il n'y a nullement parallélisme et solidarité nécessaire entre le signe de Romberg et l'état du sens musculaire et que, notamment dans certains cas de tabes, on peut constater très nettement le Romberg sans qu'on puisse déceler la moindre diminution du sens musculaire, même par les procédés les plus délicats.

Les excitations venues des muscles (comme toutes les autres), une fois dans la moelle, se divisent : les unes vont provoquer les réflexes médullaires, les autres montent jusque dans les centres supérieurs où elles produisent les impressions du sens musculaire. Les premières peuvent être seules arrêtées par la lésion du tabes et alors l'incoordination et le Romberg existent; mais, chez le même malade, les secondes peuvent monter jusqu'au cerveau et le sens musculaire persiste.

C'est ainsi que les réflexes cutanés peuvent être abolis, alors que la sensibilité tactile persiste; c'est ainsi que les réflexes rotuliens sont abolis, alors que la sensibilité musculaire reste intacte.

(1) Du vert. des atax. (signe de Romberg) in Leç. de clin. méd., 1896, 2e série, p. 312. — Rapprocher cette définition du vertige : « la conscience du trouble de l'équilibre du corps », (Frank K. Hallock, *Journ. of nerv. and ment. Diseases*, 1898, p. 175, Anal. in *Gaz. hebdom.*, 1899, p. 82).

En d'autres termes, dans la conduction centripète intramédullaire, les voies réflexes peuvent être supprimées sans que les voies directes vers le cerveau le soient et alors l'ataxie et le Romberg apparaissent sans que nécessairement le sens musculaire ait disparu.

Cela est si vrai que le tabétique, privé de sa marche automatique médullaire, continue à marcher par le cerveau. Et, comme dans la moelle, certaines fibres peuvent en suppléer d'autres (1), le tabétique peut refaire avec son cerveau l'éducation de sa moelle; c'est ce qui explique les succès de la méthode de Frenkel dans le tabes (2).

Donc, et pour conclure, l'incoordination et le Romberg ne prouvent que l'altération des voies radiculaires postérieures qui vont aux centres réflexes médullaires de la coordination et du tonus. Le sens musculaire est atteint à son tour quand la lésion, plus étendue, porte aussi sur les voies sensitives postérieures qui vont aux centres cérébraux supérieurs.

D. — Pour chacun des syndromes que nous étudierons, le *diagnostic différentiel* consiste à indiquer les signes auxquels on reconnaît l'origine médullaire de ce syndrome, c'est-à-dire les signes qui le différencient des syndromes plus ou moins analogues d'origine cérébrale (ou plutôt intracranienne), périphérique (névritique) ou névrosique (3).

1. Les lésions de l'écorce *cérébrale* peuvent entraîner

(1) Dans mon Rapport au Congrès de Moscou, j'ai cité un fait de Erb et de Schultze dans lequel l'ataxie a guéri sans que la lésion des cordons postérieurs ait guéri ; il y avait donc eu suppléance, formation de nouvelles voies physiologiques dans la moelle.

(2) Voir le Rapport, cité ci-dessus, sur le traitement du tabes in Leç. de clin. méd., 1898, 3e série, p. 631.

(3) On trouvera une étude séméiologique d'ensemble sur les *ataxies* par lésion de l'appareil nerveux, dans mes Leçons sur les Maladies de l'orientation et de l'équilibre, 1901.

des troubles de la sensibilité et une sorte d'ataxie, celle-là réellement liée à la perte du sens musculaire (1). Ce syndrome diffère de celui des cordons postérieurs en ce qu'il est rigoureusement hémiplégique, s'accompagne d'autres symptômes nettement cérébraux (comme l'ictus et l'hémiplégie), et ne s'accompagne pas d'autres symptômes nettement médullaires (comme les douleurs fulgurantes, les troubles des sphincters et l'abolition des réflexes tendineux).

On distinguera par le même genre de signes différentiels les lésions des corps optostriés et de la capsule interne, qui peuvent aussi produire de l'anesthésie et de l'hémichorée posthémiplégique, parfois à forme d'ataxie (2).

Enfin le syndrome *cérébelleux* ressemble par bien des points au syndrome des cordons postérieurs. Mais, pour le cervelet, la démarche est ébrieuse avec des titubations à oscillations plus larges en zigzag, il n'y a que peu ou pas de Romberg, pas de douleurs fulgurantes, pas de troubles des sphincters; et il y a, au contraire, de la céphalée, des vomissements et autres symptômes de voisinage intracraniens.

2. Les lésions *périphériques* pourront entraîner des douleurs (plus ou moins fulgurantes), des anesthésies, l'abolition des *réflexes* tendineux; mais pas d'ataxie avec Romberg et pas de troubles sphinctériens.

3. Pour les *névroses*, la chorée est facile à distinguer puisque les mouvements anormaux se produisent au repos et ont une grande amplitude (les mouvements au repos étant rares et peu étendus dans la lésion des cordons postérieurs).

L'hystérie est plus difficile à reconnaître, parce qu'elle

(1) Voir Anesth. d'orig. cortic., in *Revue de méd. et de chir.*, 1880, n° 2; à la suite du travail de Tripier.

(2) Voir mon travail sur une variété non décrite de phénom. posthémipl. (forme hémiatax.), in *Progrès méd.*, 13 nov. 1880.

peut simuler le tabes et plus souvent encore s'associer à lui. La distribution des anesthésies, les troubles des sphincters et les divers symptômes de la névrose (stigmates, attaques...) permettront en général le diagnostic.

2. — LE SYNDROME DES CORDONS ANTÉROLATÉRAUX : État parétospasmodique, contractures et tremblement intentionnel (1).

A. — Les *éléments cliniques constitutifs* de ce syndrome sont :

1. Les *contractures*, permanentes, variables (sommeil, repos, chloroforme, bande d'Esmarch) ou latentes (se révélant dans les mouvements volontaires) : c'est la manifestation type de la lésion ou de l'absence des faisceaux pyramidaux.

2. Avec une intensité moindre et moins de limitation de la lésion, on a la *parésie* avec l'*exagération des réflexes tendineux* (réflexe rotulien, réflexe du tendon d'Achille étudié par Babinski), les *phénomènes cloniques* (clonus du pied ou trépidation épileptoïde, danse de la rotule), le *phénomène des orteils* (Babinski), relèvement des orteils en extension par l'excitation de la plante du pied (2).

3. Quand la lésion du cordon antérolatéral laisse persister des fibrilles intactes au milieu de la sclérose, *tremblement* intentionnel, type sclérose en plaques, nul au repos, se développant par l'acte et s'accroissant par la répétition de l'acte.

(1) Voir mes Leç. sur les contractures et la portion spinale du faisceau pyram. (le syndr. parétospasm. et le cordon latéral), in *Nouveau Montpellier méd.*, 1899, janvier à mars; et une Note sur les contractures et la portion spinale du faisceau pyram., in *Revue neurol.*, 1899, p. 122.

(2) Je rapproche tous ces éléments dans le même groupe symptomatique, malgré les publications de Maurice de Fleury (1881) et de van Gehuchten (1897). — Pour tous ces phénomènes, voir : STERNBERG. Die Sehnenrefl. u. ihre Bedeut. f. d. Pathol. d. Nervensystems, Leipzig, 1893, et GARNAULT. Contrib. à l'ét. de quelques réfl. dans l'hémipl. de cause organ. *Th. Paris*, 1898.

B. — Ce système est *exclusivement* atteint et par suite le syndrome est pur dans trois maladies : la contracture tardive des hémiplégiques, le tabes spasmodique et la maladie de Little.

1. Décrite par Sauvages dans le bloc des contractures paralytiques, la *contracture tardive des hémiplégiques* est séparée de la contracture précoce par Todd (1850) et rapportée par Charcot et Bouchard (1860) à la dégénérescence descendante du faisceau pyramidal, déjà décrite par Cruveilhier au-dessus des pyramides et par Türck (1851) au-dessous. Il faut citer ensuite la magistrale étude de Brissaud (1880).

On peut dire que, pour tous les neurologistes (nous discuterons au paragraphe de la physiologie pathologique l'opinion opposée de van Gehuchten), la contracture tardive permanente des hémiplégiques avec l'exagération des réflexes tendineux est le syndrome de la lésion des faisceaux pyramidaux, consécutive à un foyer cérébral.

2. Le *tabes spasmodique* est beaucoup plus discuté.

Erb et Charcot décrivent le syndrome, en 1875, sous les noms de paralysie spinale spastique et de tabes dorsal spasmodique et l'attribuent à une sclérose latérale, en raisonnant uniquement par analogie. Les premières autopsies infirment cette manière de voir (1). Leyden, dès le début, Raymond (1885-1898,) nient ce syndrome anatomoclinique. C'est aussi l'opinion de P. Marie (1892) qui ne conserve le mot que pour les formes infantiles (maladie de Little).

Je crois, au contraire, avec Brissaud (1895), que le tabes spasmodique existe chez l'adulte avec la sclérose latérale comme substratum anatomique.

Pour constituer un syndrome anatomoclinique comme celui-ci, il faut qu'il y ait : cliniquement un tableau symptomatique toujours le même, anatomiquement une lésion à siège constant. Mais, à côté de cette lésion cons-

(1) Pitres a publié la première autopsie d'un tabes spasmodique de Charcot : c'était une sclérose en plaques.

tante, il peut y avoir d'autres lésions, variables et cliniquement latentes, sans que cela supprime ou altère la netteté du type. Ainsi Jean Charcot a montré que l'atrophie musculaire progressive Aran-Duchenne existe en dehors de la sclérose latérale amyotrophique, alors même que la lésion n'est pas strictement limitée aux cornes antérieures de la substance grise. Pour que ces cas deviennent de la sclérose latérale amyotrophique, il faut que la lésion latérale soit assez importante pour ne pas rester latente.

De même, nous pouvons retenir dans le tabes spasmodique des cas de sclérose latérale dans lesquels la lésion est légèrement étendue à quelques groupes cellulaires, mais sans amyotrophie, ou aux faisceaux de Goll et aux faisceaux cérébelleux sans symptomatologie, ou compliquée de lésions absolument distinctes, dans le cerveau par exemple.

En appliquant ces principes à la critique des faits publiés dans ces dernières années, on retient un grand nombre d'observations que Raymond rejette (1) et on peut dire avec Brissaud : « Par un de ces revirements auxquels il faut toujours s'attendre, voici qu'il nous est maintenant prouvé que la sclérose primitive des cordons latéraux n'est pas un mythe. Elle existe réellement, et c'est bien jusqu'à elle qu'il faut remonter pour trouver la cause et concevoir la pathogénie d'un assez grand nombre de cas de tabes dorsal spasmodique. »

Et, comme je l'ai déjà fait remarquer ailleurs, l'année même (1898) où, dans son troisième volume de Clinique, Raymond disait que la théorie latérale du tabes spasmo-

(1) Tels sont notamment les faits de Strümpell (1879), Stoffela (1878), Morgan (1881), Aufrecht (1880), Minkowski (1884), Jubineau (1883), Westphal (1881). — Voir aussi la thèse de mon interne d'alors, Guibert (Montpellier, 1892), les travaux de Jegorow (1891) et de Schüle (1891), les mémoires de Strümpell échelonnés de 1880 à 1894, les faits cités par Brissaud (1893), celui de Déjerine et Sottas (1896) et la Th. de Lorrain (Contrib. à l'étude de la parapl. spasm. familiale, 1898).

dique a « fait un naufrage complet », son interne Lorrain soutenait, sous sa présidence, une thèse sur la paraplégie spasmodique familiale qui prouve que dans ce naufrage on peut encore repêcher quelques solides épaves.

Donc il existe là un second groupe de faits bien nets dans lesquels il y a, cliniquement, l'état parétospasmodique et les contractures et, anatomiquement, la sclérose latérale.

3. Sans retenir le sens étymologique plus ou moins étroit du mot, je réserve, à l'exemple de Brissaud et de van Gehuchten, le nom de *maladie de Little* aux cas de rigidité spasmodique observée chez des enfants nés avant terme, sans phénomènes cérébraux initiaux et anatomiquement due à l'absence de développement (au moment de la naissance) de la portion spinale du faisceau pyramidal. — J'élimine ainsi du groupe non seulement l'hémiplégie spasmodique infantile, mais toutes les diplégies cérébrales de l'enfance (1).

Dans ces faits, ainsi définis, nous retrouvons le syndrome clinique décrit plus haut et anatomiquement, non la lésion, mais l'absence des faisceaux pyramidaux.

C. — En dehors de ces trois maladies dont le syndrome anatomoclinique étudié constitue toute l'histoire, nous retrouvons ce même syndrome (à côté d'autres) dans un certain nombre d'autres maladies.

Telle est d'abord la *sclérose en plaques* : dans cette maladie, l'altération des cordons antérolatéraux se traduit : 1° par le tremblement caractéristique, intentionnel, naissant par l'acte et s'exagérant par la répétition de l'acte; 2° par les phénomènes parétospasmodiques qui

(1) C'est le seul moyen de ne pas faire un groupe flou sans caractéristique clinique ou anatomique et de répondre aux objections de Raymond, qui arrive à cette conclusion décourageante : « Les faits démontrent qu'à l'heure actuelle il nous est impossible d'établir un rapport fixe entre le mode de groupement et de localisation de ces symptômes et les lésions constituées à l'autopsie. »

constituent, après le tremblement, le trouble le plus fréquent et le plus caractéristique de la sclérose en plaques.

Quand une *myélite diffuse* ou une *compression de la moelle* altère les faisceaux pyramidaux soit directement, soit par dégénérescence secondaire descendante, on observe aussi le syndrome que nous étudions. Nous discuterons plus loin (dans le chapitre II) les cas de paraplégie flasque dans la compression de la moelle ou la myélite transverse.

Certains symptômes de la *paralysie générale* (exagération des réflexes tendineux, tremblement) sont aussi sous la dépendance de l'altération de ce système médullaire.

D. — D'après tout ce qui vient d'être dit et que j'ai développé ailleurs, je crois qu'il faut garder la loi que j'avais posée en 1877 et 1878, après Charcot et Straus (1875), et dire, malgré l'opposition de certains auteurs et notamment de Raymond, que les contractures permanentes et l'état parétospasmodique d'origine médullaire sont en rapport constant avec la lésion de la partie spinale du faisceau pyramidal.

Mais la *physiologie pathologique* de ce syndrome reste obscure.

1. Avec Charcot, Vulpian et Brissaud (1) (1875-1880), il faut attribuer d'abord la contracture permanente à une hyperactivité musculaire permanente par exagération du tonus. Mais, pour expliquer l'exagération du tonus, ces auteurs admettent que la lésion du faisceau pyramidal agit, comme la strychnine, en excitant les cellules radiculaires (centre du réflexe tonus).

A cette deuxième partie de leur théorie on peut objecter : *a*) la sclérose du faisceau pyramidal ne devrait pas avoir une action spéciale sur les cellules; la sclérose

(1) Je ne dis rien des théories de Follin et Hitzig qui sont réfutées partout.

postérieure devrait avoir le même résultat : ce qui cliniquement n'est pas exact ; *b*) on ne comprend pas la permanence d'une action excitatrice exercée par une sclérose sans activité inflammatoire; *c*) dans la maladie de Little on ne comprend pas que l'absence du faisceau pyramidal excite les cellules comme la sclérose de ce même faisceau.

Reste donc à trouver comment la lésion ou l'absence du faisceau pyramidal produisent cette exagération du tonus qui se traduit par la contracture.

2. Depuis Adamkiewicz (1881), on admet que le tonus est soumis à une action régulatrice supérieure formée par deux actions antagonistes : l'une inhibitrice qui passerait par les cordons latéraux, l'autre excitatrice que le même auteur fait passer par les cordons postérieurs. De cette notion découlent la théorie d'Anton (1890) et celle de Pierre Marie (1892).

La cellule radiculaire antérieure, centre du réflexe tonus, est une machine sous pression; par les faisceaux pyramidaux arrive normalement une action frénatrice exercée par les centres supérieurs; quand les faisceaux pyramidaux sont altérés, détruits ou absents, le frein est supprimé ; le centre, livré à lui-même et à ses excitateurs, s'affole : de là, hypertonus et contracture permanente.

Voilà un progrès constitué par cette théorie sur la précédente. Mais elle est passible d'une grave objection (van Gehuchten) : cette théorie n'explique pas que la symptomatologie soit différente quand la lésion porte sur la portion cérébrale ou sur la portion spinale du même faisceau pyramidal, qu'il y ait paralysie dans le premier cas, contracture dans l'autre, qu'après les foyers cérébraux la contracture apparaisse uniquement quand la lésion, en descendant, est devenue sousprotubérantielle et spinale. — Cette objection capitale peut être faite à tous les auteurs (Jackson, Bastian, Freund, Raymond) qui placent dans le cerveau (écorce) le point de départ de l'action frénatrice transmise par les faisceaux pyramidaux aux cellules radiculaires antérieures.

3. Van Gehuchten (1) (1896-1898) apporte un nouvel élément utile à l'élucidation de la question.

L'action inhibitrice du tonus, venue des centres supérieurs, passe bien par les faisceaux pyramidaux; mais l'action excitatrice passe par les voies indirectes pontocérébellospinales. Dès lors, le faisceau pyramidal est constitué différemment dans sa portion cérébrale et dans sa portion spinale : la lésion de la portion cérébrale entraîne la paralysie totale et la lésion de la portion spinale, ne portant que sur les voies inhibitrices du tonus, entraîne la contracture. Cela explique très bien l'hémiplégie flasque du début de la lésion cérébrale et la contracture de Little ou de la sclérose latérale d'emblée — et c'est là le progrès sur les théories précédentes — mais cela n'explique pas la contracture tardive de l'hémiplégique; cela n'explique pas que la paralysie du cérébral, flasque au début, devienne spastique quand la lésion s'étend de haut en bas et devient sousprotubérantielle.

Van Gehuchten comprend très bien l'objection et, pour y répondre, admet que la contracture tardive de l'hémiplégique est tout autre que la contracture du médullaire d'emblée, du spasmodique; chez l'hémiplégique, l'exagération des réflexes tendineux se rapproche bien comme pathogénie de la contracture du spasmodique; mais la contracture permanente, qui est ainsi séparée de l'exagération des réflexes tendineux, vient simplement de ce que les extenseurs sont en général plus paralysés que les fléchisseurs et alors ceux-ci, moins contrebalancés par leurs antagonistes, se contracturent.

Gerest a très justement discuté cette théorie spéciale de la contracture des hémiplégiques : *a*) dans les vastes ramollissements corticaux, il n'y a pas cette répartition

(1) J'ai essayé de montrer ailleurs que la théorie de Mya et Levi (1896), adoptée par Gerest (1898), ne résout pas non plus la question.

inégale des paralysies et cependant la contracture se développe; *b*) on ne comprend pas pourquoi la contracture n'apparaît chez l'hémiplégique que tardivement; *c*) dans certains cas (les névrites par exemple), la paralysie peut être répartie très inégalement et la contracture des moins paralysés ne suit pas. — J'ajoute qu'il me paraît absolument anticlinique de séparer la contracture des hémiplégiques de l'exagération des réflexes tendineux et des contractures spasmodiques. Le syndrome parétospasmodique est toujours le même dans son expression symptomatique et répond toujours au même siège de lésion, qu'il s'agisse d'un cérébral ou d'un spinal; une seule chose change de l'un à l'autre, c'est la date d'apparition de la contracture; tout simplement parce que la contracture appartient seulement au spinal et parce que le cérébral devient spinal tardivement, tandis que le spinal est spinal d'emblée. Dissocier les contractures des hémiplégiques et l'exagération de leurs réflexes tendineux me paraît également artificiel et réfuté par la clinique.

De tous les arguments donnés par van Gehuchten, pour opposer la contracture de l'hémiplégique à la contracture du spasmodique, un seul est impressionnant : chez le spasmodique le tonus est exagéré, tandis que chez l'hémiplégique, d'après Babinski (1896), le tonus est diminué. Je pourrais me contenter de répondre que la chose paraît paradoxale avec toutes les théories de la contracture et que, par suite, il faut, avec Babinski lui-même, qualifier simplement le fait de « singulier ». Mais on peut répondre plus péremptoirement. D'un travail récent sur la question, Marinesco (1898) conclut : « Même en admettant que les constatations de Babinski aient la valeur d'un fait général, ce relâchement existe d'ordinaire dans les muscles paralysés et non pas dans les muscles contracturés. Il en résulte qu'on ne saurait d'aucune façon conclure des études de Babinski, ainsi que le fait van Gehuchten, que les muscles contracturés de l'hémiplégique se trouvent à l'état de relâchement. »

Donc la deuxième partie de la théorie de van Gehuchten n'est pas acceptable. Or, avec la seule première partie de ses idées, on ne répond pas à l'objection formulée contre toutes les théories qui mettent le centre régulateur du tonus dans l'écorce cérébrale. Donc, nous n'avons pas encore, malgré tous les efforts accumulés, une théorie satisfaisante des rapports de la contracture avec le faisceau pyramidal.

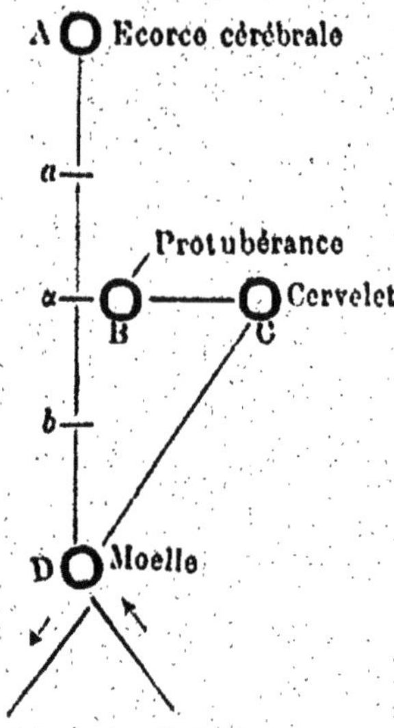

Fig. 1. — Schéma.

4. L'impuissance de toutes ces théories à réfuter les dernières objections vient de ce que, toutes, elles placent dans l'écorce cérébrale le point de départ de l'action inhibitrice ou frénatrice exercée sur le tonus. Pour lever toutes les difficultés, il faut et il suffit de placer ce centre supérieur de régulation du tonus, non plus dans l'écorce cérébrale, mais plus bas, dans la *protubérance* par exemple.

Admettons un moment cette hypothèse. En haut, en A (fig. 1) est le centre cortical des mouvements *volontaires*, qui influe sur le tonus quand nous *voulons* modifier ce réflexe ; en B (dans la protubérance) est le centre qui règle le tonus *automatique*. De ce centre B (comme du centre A) partent, vers D (centre médullaire du réflexe tonus), des fibres directes (par les faisceaux pyramidaux) qui portent l'action inhibitrice et des fibres indirectes (par le cervelet C) qui portent l'action excitatrice.

Quand la lésion siège en *a* (portion cérébrale du faisceau pyramidal), il y a paralysie motrice : les ordres donnés par A ne peuvent parvenir à D ni par les fibres directes, ni par les fibres indirectes. Mais le tonus n'est pas touché puisque son centre automatique B reste en communication normale avec D par ses deux ordres de fibres inhibitrices et excitatrices. Donc, pas de contractures.

Quand la lésion siège en *b*, c'est-à-dire frappe d'emblée ou atteint ultérieurement la portion spinale du faisceau pyramidal, le tonus n'est plus intact, puisque le centre automatique B du tonus ne communique plus avec D par ses voies inhibitrices BD et communique encore par ses voies excitatrices BCD.

On comprend très bien que la symptomatologie diffère suivant que la lésion frappe initialement au-dessus ou au-dessous d'α et qu'elle change aussi quand la lésion, initialement au-dessus d'α, gagne ultérieurement la région au-dessous d'α.

Voilà donc une hypothèse qui répondrait à l'objection de tout à l'heure : elle consiste simplement à placer dans la protubérance (en B) et non en A (dans l'écorce) le centre régulateur automatique du tonus.

Cette hypothèse n'est pas physiologiquement déraisonnable.

L'écorce cérébrale a certainement une action sur les réflexes et sur le tonus : la preuve en est que nous pouvons modifier volontairement l'attitude de notre corps, agir volontairement sur ce que Barthez appelait la force de situation fixe, gouverner dans une certaine limite nos sphincters. Mais il y a autre chose : les réflexes complexes comme le tonus ont un centre régulateur automatique et c'est de ce centre automatique que partent les actions inhibitrices et excitatrices que nous étudions. Ce centre automatique est tout à fait distinct du centre volontaire (cortical) comme il est distinct du centre réflexe simple inférieur (médullaire). Nous maintenons des attitudes, même complexes, tout à fait en dehors de l'action volontaire et de la conscience supérieure.

C'est ce centre automatique que je place dans la protubérance. Les physiologistes ont fait bien des expériences qui semblent établir la chose.

« C'est la protubérance, dit Vulpian, qui préside à l'attitude normale des animaux. » Il montre un très jeune lapin et un pigeon auxquels on a enlevé toutes les parties de l'encéphale antérieures à la protubérance et qui se tiennent dans l'attitude normale, se relèvent si on les met sur le dos ou sur le flanc. Une poule ainsi opérée peut se tenir sur une seule patte ou cacher sa tête sous son aile. Plus récemment Goltz a montré une grenouille sans cerveau faisant « des exercices acrobatiques ; si on la place sur une planchette que l'on incline graduellement, elle grimpe et passe par-dessus d'un côté à l'autre sans se laisser choir ». Deux chiens, auxquels Goltz avait extirpé la plus grande partie des hémisphères cérébraux, « étaient essentiellement des machines réflexes, mangeant, buvant ». Hédon, qui rapporte ces expériences, conclut (1) « que les animaux privés de cerveau conservent, en outre des fonctions organiques qui restent intactes, diverses facultés que l'on peut classer sous les titres d'équilibration, de coordination des mouvements et d'expression émotionnelle ».

Ces diverses expériences montrent que le centre régulateur de l'attitude n'est pas plus dans la moelle que dans le cerveau. Car si, chez la grenouille citée plus

(1) Hédon. Précis de physiol., 2e édit., 1899, p. 511.

haut, on pousse plus loin la mutilation et si on enlève une partie du bulbe rachidien, on rend immédiatement impossibles les manifestations de cette tendance à l'attitude normale. Le centre de l'attitude siège donc bien dans la protubérance ou tout au moins dans le mésencéphale.

Or on sait (Brissaud) que les contractures, comme le strychnisme, ne font qu'exagérer et immobiliser l'attitude. Nous pouvons donc dire que de ce centre protubérantiel (ou mésencéphalique) part cette double action régulatrice du tonus, inhibitrice par le faisceau pyramidal, excitatrice par les fibres indirectes pontocérébelleuses.

Donc, la contracture d'origine spinale est bien liée à l'altération ou à l'absence de la portion spinale du faisceau pyramidal; cette altération déterminant la contracture par la suppression de l'action inhibitrice du tonus qui part de la *protubérance* et vient aux cellules radiculaires par le faisceau pyramidal.

Les idées développées ci-dessus sur la théorie des contractures me paraissent, dans une certaine mesure, confirmées par les dernières Communications faites au Congrès de Paris, notamment par van Gehuchten, sur les réflexes : le centre des réflexes tendineux et du tonus paraît être dans le *noyau rouge* (1)

Je crois donc qu'on peut maintenir tout ce qui précède en remplaçant le mot trop étroit de *protubérance* par celui de *centres mésocéphaliques* (noyau rouge notamment).

E. — Le *diagnostic différentiel* ne doit être fait qu'avec les névroses et les lésions cérébrales.

Pour les névroses, la paralysie agitante a un tremblement (au repos) à caractères tout différents de celui de

(1) Voir mon *Diagnostic des maladies de l'encéphale*. Siège des lésions. *Actualités médicales*, 1901.

la sclérose en plaques; l'hystérie a ses stigmates et ses autres symptômes propres et fait souvent des contractures, mais mobiles, fugaces, habituellement sans exagération des réflexes tendineux et sans phénomènes cloniques.

Quand les contractures sont d'origine cérébrale, elles sont précoces, s'il s'agit d'une lésion en foyer, ou s'accompagnent d'autres symptômes, s'il s'agit soit d'une tumeur, soit d'une encéphalite aiguë ou subaiguë.

Le tétanos, le strychnisme et les intoxications à contracture ont leur histoire clinique assez spéciale pour être facilement distingués du système médullaire latéral que nous venons d'étudier.

3. — LE SYNDROME ASSOCIÉ DES CORDONS POSTÉRIEURS ET LATÉRAUX : Etat ataxospasmodique.

J'ai attiré (après d'autres) l'attention sur ce syndrome anatomoclinique en 1886 (1) et le titre même de mon travail montre que je n'ai pas voulu confondre ce que j'appelais « tabes combiné » avec ce que l'on appelle « scléroses combinées ou associées » de la moelle. Ce dernier terme, purement anatomique, s'applique à un grand nombre de cas disparates, formant dès lors un groupe confus.

Au fur et à mesure que la technique histologique se perfectionne, on découvre de plus en plus des lésions accessoires à côté de la lésion principale et alors, on étudiant les scléroses combinées, on arrive à conclure, comme P. Marie, que c'est un groupe flou, diffus, qui n'a pas d'existence séparée.

Je crois bon, au contraire, de réserver le nom de tabes

(1) Tabes combiné (ataxospasmodique) ou sclérose postérolatér. de la moelle. *Arch. de neurol.*, 1886, t. XI, p. 156 et 380; t. XII, p. 27. — Voir aussi Tarbouriech. Contrib. à l'étude du tabes combiné. *Th. de Montpellier*, 1888, nº 83, et Guibert. Et. clin. de la sclér. primit. des cord. latér. de la moelle. *Th. de Montpellier*, 1892, nº 23.

combiné au seul syndrome anatomoclinique complexe formé de la superposition chez le même sujet, non de deux lésions, mais de deux syndromes anatomocliniques bien définis : le tabes ataxique avec sa sclérose postérieure et le tabes spasmodique avec sa sclérose latérale ; c'est le tabes ataxospasmodique avec la sclérose postérolatérale. Ainsi défini, ce groupe est très net, bien caractérisé, comme tous les syndromes anatomocliniques, à la fois par une symptomatologie fixe et par un siège fixe de lésion.

La chose est admise par Brissaud qui trouve « détestable » (?) le mot tabes combiné, mais admet ce qu'il appelle la « paraplégie ataxospasmodique », sinon comme une espèce, du moins comme « une variété nosographique définie ». Nous n'en demandons pas davantage.

Le tabes combiné est la maladie qui se manifeste exclusivement par ce syndrome anatomoclinique. En dehors de cela, d'autres maladies peuvent réaliser aussi ce syndrome, mais au milieu d'autres : je citerai, sans insister, la sclérose en plaques, la paralysie générale, la myélite diffuse et aussi l'artériosclérose médullaire sur laquelle P. Marie a insisté avec raison.

Rien à dire de la *physiologie pathologique* contenue dans les deux paragraphes précédents, ni du *diagnostic différentiel* dont nous avons aussi analysé les éléments constitutifs.

4. — LE SYNDROME ASSOCIÉ DES CORDONS POSTÉRIEURS ET DU FAISCEAU CÉRÉBELLEUX ASCENDANT : Syndrome de Friedreich.

Dans l'ataxie héréditaire, que l'on appelle maladie de Friedreich depuis la thèse (1882) de mon collègue Brousse, alors mon interne, la lésion paraît surtout localisée (1)

(1) Voir Pierre Marie. Leçons sur les maladies de la moelle, 1892, p. 381 et Traité de médecine, t. VI, 1894, p. 434. — Gerest. Les affections nerv. systémat. et la théorie des neurones. Paris,

aux cordons postérieurs d'une part, au faisceau cérébelleux ascendant ou direct et à la colonne de Clarke de l'autre, c'est-à-dire aux voies médullaires centripètes, directes et indirectes (cérébelleuses), de l'appareil médullaire entier de l'orientation (1).

Cliniquement, il y a : abolition des réflexes rotuliens et incoordination motrice comme dans le tabes (lésion des cordons postérieurs), quelques mouvements d'impulsion latérale et déviation de l'axe de la marche, sans Romberg (lésion du faisceau cérébelleux ascendant) : démarche tabétocérébelleuse (Charcot).

L'absence de Romberg caractérise les ataxies par lésion des neurones cérébelleux. On peut l'expliquer en disant que les neurones cérébelleux servant à l'orientation oculaire, l'occlusion des yeux ne peut pas aggraver la situation dans ces cas.

5. — LE SYNDROME DES CORNES ANTÉRIEURES : Atrophie musculaire (2).

A. — Dans deux groupes importants de faits, les lésions se systématisent exclusivement aux cornes antérieures : l'atrophie musculaire progressive (type Aran-Duchenne), la paralysie atrophique spinale aiguë (de l'enfance et de l'adulte). — Nous y joindrons certaines myélites expérimentales.

1. Cliniquement découverte par Duchenne (1849) et par Aran (1851), l'*atrophie musculaire progressive* a eu son anatomie pathologique fixée par toute l'École française, de Cruveilhier (1853) à Hayem, Charcot et Vulpian. Puis

1898. — VINCELET. Étude sur l'anat. patholog. de la mal. de Friedreich. *Thèse de Paris*, 1900. — Voir aussi deux leçons de RAYMOND. Clinique des mal. du syst. nerv., 1898, t. III, p. 329 et 346.

(1) Voir mes Leçons sur les Maladies de l'Orientation et de l'Équilibre. *Biblioth. scientif. internat.*, 1901.

(2) Voir mes leç. sur trois cas d'atr. muscul. L'atr. muscul. est le syndr. du neurone moteur central (bulbomédull.) inférieur, in Leç. de clin. méd, 1898, 3e série, p. 793.

on a successivement enlevé de ce cadre, initialement trop large : les myopathies progressives, les névrites, la sclérose latérale amyotrophique, la syringomyélie et P. Marie a fini par écrire : « Il n'y a pas d'atrophie musculaire progressive de Duchenne de Boulogne (1). » C'était une exagération.

Comme nous l'avons dit plus haut, à propos de la sclérose latérale, on peut garder, dans un cadre donné, des cas dont la lésion n'est pas étroitement limitée à un système, pourvu que la lésion en dehors du système soit accessoire, peu importante, et surtout cliniquement silencieuse.

En partant de ce principe, on trouvera dans la thèse de Jean Charcot (2) des observations de Strümpell, d'Oppenheim, de Déjerine, de Darkchewitsch et une personnelle, plus une plus récente de Raymond (3), qui établissent histologiquement l'existence de ce syndrome et de sa lésion. Hoffmann (4) a également démontré que, dans la famille des amyotrophies héréditaires, une part certaine devait être faite au type Aran-Duchenne.

Voilà donc un premier groupe de faits, dont l'existence reste indiscutable, caractérisé : cliniquement par l'atrophie musculaire, anatomiquement par la lésion des cornes antérieures de la substance grise.

2. C'est encore Duchenne (1861) qui a fixé la descrip-

(1) Pierre Marie. Existe-t-il une atr. musc. progr. Aran-Duchenne? *Revue neurol.*, 1897, t. V, p. 686.

(2) Jean Charcot. Contrib. à l'ét. de l'atr. musc. progr., type Aran-Duchenne, *Th. Paris*, 1895. — Voir aussi Tzedepoglou, *Th. Montpellier*, 1892.

(3) Raymond. Clin. des mal. du syst. nerv. 1897, 2e série, p. 449. — Voir aussi Targowla. Un Job moderne, atr. musc. du type Aran-Duchenne chez un chemineau. *Nouv. Iconog. de la Salpêtr.*, 1897, t. X, p. 415.

(4) Hoffmann. Ueb. d. progres. spin. Muskelatr. in Kindesalter aus. famil. Basis. *Deutsches Zeitschr. f. Nervenh.*, 1893, t. III, p. 427 et Weit. Beitr. z. Lehre von d. heredit. progr. spin. Muskelatr. im Kindesalter. *Ibid.*, 1897, t. X, p. 292. (Trav. de la clin. d'Erb et du labor. d'Arnold.)

tion clinique de la *paralysie atrophique spinale infantile* (1), vue déjà par Underwood (1774), Heine (1840), Rilliet et Barthez (1851) : après une période aiguë de paralysie généralisée, la maladie se localise à quelques groupes musculaires et se manifeste exclusivement par l'amyotrophie.

Vulpian et Prevost (1866) ont été les premiers à en localiser la lésion dans les cornes antérieures de la substance grise, localisation confirmée par Lockart Clarke (1867), Charcot et Joffroy (1870).

Duchenne avait déjà vu que la même maladie peut se développer chez l'adolescent et chez l'adulte et tous les travaux ultérieurs ont confirmé l'existence d'une *paralysie spinale aiguë de l'adulte* cliniquement et anatomiquement identique à celle de l'enfance.

3. *Expérimentalement* (2), avec des cultures vieillies du streptocoque de l'érysipèle, Roger (1891) a « pu reproduire chez seize animaux une myélite systématique caractérisée, au point de vue anatomique, par une dégénérescence des cellules des cornes antérieures; au point de vue symptomatique, par un ensemble de phénomènes comparables à l'atrophie musculaire progressive ». Des résultats analogues ont été obtenus par Gilbert et Lion (1891) avec le colibacille, Bourges (1893) avec l'érysipélocoque, Thoinot et Masselin (1894) avec le colibacille et le staphylocoque.

B. — Il ne me paraît pas nécessaire d'insister sur les maladies qui atteignent les cornes antérieures sans s'y localiser exclusivement : il suffit de dire que quand les cornes antérieures sont ainsi atteintes, il y a cliniquement atrophie musculaire. C'est ce qui arrive notam-

(1) Voir les thèses de Duchenne fils, Montpellier, 1864, n° 8; et Laborde, Paris, 1864, n° 163.

(2) Voir mon Rapport au Congrès de Bordeaux sur les Myél. infect., in Leç. de clin. méd., 1898, 3e série, p. 510.

ment dans certains tabes compliqués, chez certains syringomyéliques, chez certains vieux hémiplégiques avec dégénérescence descendante, dans certains cas anormaux de sclérose en plaques, dans la pachyméningite.

C. — La *synthèse* du syndrome des cornes antérieures est toute faite, puisqu'il se réduit à l'amyotrophie, et la *physiologie pathologique* ne donne lieu à aucune discussion : c'est l'expression d'une action trophique exercée sur le muscle par les corps cellulaires du neurone moteur central inférieur.

D. — *Diagnostic différentiel.* — Il faut d'abord éliminer l'origine névrosique de l'amyotrophie quand on la rencontre. Depuis le mémoire de Babinski (1), les faits d'atrophie musculaire hystérique se sont en effet multipliés, mais dans ces cas (assez rares d'ailleurs) il n'y a pas de secousses fibrillaires, pas de réaction de dégénérescence et il y a d'autres symptômes d'hystérie.

Le diagnostic vraiment difficile consiste à distinguer les amyotrophies médullaires des amyotrophies névritiques et des amyotrophies myopathiques (le cerveau ne fait pas par lui-même d'atrophie musculaire).

Dans les amyotrophies névritiques, la distribution de l'atrophie dessine souvent un nerf ou plusieurs, la parésie ou la paralysie sont plus marquées, il y a des douleurs (spontanées et à la pression de troncs nerveux), les réflexes tendineux sont diminués ou abolis, l'étiologie est spéciale et la rétrocession fréquente.

Dans les myopathies, pas de contractions fibrillaires, fréquence des rétractions tendineuses, pas de réaction de dégénérescence, début plus fréquent par la racine des membres, caractère souvent familial.

(1) Babinski. De l'atr. muscul. dans les paral. hystér. *Arch. de neur.*, 1886. — Voir Gilles de la Tourette. Traité clin. et thérap. de l'hyst., 1895, t. II, p. 503.

6. — LE SYNDROME ASSOCIÉ DES CORDONS LATÉRAUX ET CORNES ANTÉRIEURES : Atrophie musculaire spastique.

Dès 1865, Charcot a observé la sclérose des faisceaux latéraux chez des amyotrophiques et, avec Joffroy, Gombault et Debove (1869-1879), il décrit la sclérose latérale amyotrophique (maladie de Charcot) qu'il définit cliniquement ainsi : « parésie progressive de certains muscles, bientôt suivie d'atrophie, et, le plus souvent, de contractures de ces muscles ou de phénomènes analogues à cette contracture. » Les « phénomènes analogues à cette contracture » sont la raideur plus ou moins difficile à vaincre, le tremblement dans certains cas ; depuis, on a ajouté l'exagération des réflexes tendineux et les phénomènes cloniques.

Anatomiquement, il y a dans la moelle (nous ne nous occupons ici ni du bulbe, ni du cerveau) lésion des cornes antérieures, comme dans l'atrophie musculaire progressive, et altération des faisceaux pyramidaux, comme dans les dégénérescences descendantes. P. Marie (1) et Brissaud ont montré qu'il y a aussi lésion de la masse des faisceaux antérolatéraux et spécialement des fibres courtes dites fibres des cellules de cordon, qui mettent en relation les divers étages de la moelle entre eux. Cette lésion du neurone de relais intramédullaire joue peut-être un rôle très considérable, sinon exclusif (Brissaud, Gerest), dans la production de la sclérose latérale amyotrophique. Ceci complète, sans l'infirmer, la notion première du syndrome anatomoclinique que nous étudions, la lésion pyramidale restant d'ailleurs « de beaucoup la plus saillante » (Marie).

Un seul fait constituerait une réelle exception dans le groupe; c'est celui de Sénator (1894) : tableau clinique

(1) Pierre Marie. Leç. citées, 1892, et *Soc. méd. des hôp.*, déc. 1893.

de la sclérose latérale amyotrophique et pas de sclérose latérale à l'autopsie. Mais cette observation reste isolée et est incomplète puisque le cerveau n'a pas été examiné.

Si la sclérose latérale amyotrophique se manifeste exclusivement par ce syndrome anatomoclinique, ce même syndrome peut se retrouver aussi, à titre plus ou moins épisodique, dans d'autres maladies comme les myélites diffuses, la sclérose en plaques (1), etc.

Rien à dire pour la physiologie pathologique et le diagnostic différentiel qui n'ait été dit dans nos paragraphes 2 et 5.

7. — LE SYNDROME DE LA SUBSTANCE GRISE CENTROPOSTÉRIEURE : Dissociation dite syringomyélique des sensibilités et troubles vasomoteurs.

A et B. — C'est dans la *syringomyélie* que l'on a le plus étudié ce syndrome; peut-être même est-ce dans cette maladie qu'on le rencontre le plus souvent. Mais certainement on le trouve aussi dans d'autres cas, et l'expression « syringomyélique » consacrerait une erreur pour cette dissociation sensitive, si on la prenait au pied de la lettre.

Dénommée par Ollivier d'Angers (1827), la syringomyélie est un état *anatomique* (connu depuis 1688) caractérisé par la présence dans la moelle de cavités anormales. On dit qu'il y a *hydromyélie* (analogue de l'hydrocéphalie), quand il s'agit d'une dilatation du canal central.

Développant les idées de Grimm (1869), Simon (1874), Westphal (1874) et Leyden (1876), Roth (2), dans une série de travaux échelonnés depuis 1882, et Déjerine (3),

(1) Voir notamment le fait récent de Brauer. *Neurol. Centralbl.*, 1898, p. 632 et *Revue neurol.*, 1899, p. 22.
(2) Roth. *Arch. de neurol.*, 1887-89, nos 42 et suiv.
(3) Déjerine. *Soc. méd. des hôp.*, 22 févr. 1889.

en 1889, ont attribué la syringomyélie *exclusivement* à la gliomatose médullaire et ont considéré ces deux expressions comme synonymes. Mais, précisant les idées de Hallopeau (1870) et Charcot et Joffroy (1869), Joffroy et Achard (1) et d'autres ont montré que les cavités syringomyéliques peuvent avoir aussi une origine myélitique, et Souza Martins (2) a montré qu'on peut les observer également dans la lèpre. D'autre part, la gliomatose médullaire peut évoluer sans produire de cavités. On doit donc repousser cette synonymie et garder au mot syringomyélie son sens originel anatomique (3).

Le symptôme principal de la syringomyélie est la dissociation suivante des sensibilités : analgésie et thermanesthésie avec conservation de la sensibilité tactile. Kahler (4) et Schultze (5), les premiers, diagnostiquent une syringomyélie par ce symptôme. La chose devient classique. Avec Roth et Déjerine, on inféode complètement ce syndrome à cette lésion et on donne à cette dissociation des sensibilités le qualificatif de « syringomyélique ».

On en arrive ainsi à faire de ce symptôme un signe absolu de syringomyélie, supérieur à la constatation même du fait anatomique. Ainsi Déjerine conteste à Joffroy qu'il ait observé une syringomyélie vraie (quoiqu'il y ait eu autopsie), uniquement parce que le malade n'avait pas présenté la dissociation dite syringomyélique.

Je crois avoir été des premiers (6) à protester (1889)

(1) Joffroy et Achard. De la myél. cavitaire. *Arch. de physiol.*, 1887.

(2) Souza Martins. Un caso de syringom. dépend. della labbra. Anal. in *Revue neurol.*, 1894, p. 307.

(3) Brissaud, qui a bien étudié la dissociation « syringomyélique » dans la pachyméningite cervicale hypertrophique (Leç. sur les mal. nerv., 1895, p. 196) et cite les cas avec autopsie de Joffroy, de Pierret et de Kœler, les considère comme des exemples de gliomatose consécutive, secondaire.

(4) Kahler. *Prag. med. Wochenschrift*, 1882 et 1888.

(5) Schultze. *Virch. Arch.*, 1882, et *Zeitschr. f. klin. Med.*, t. XIII.

(6) Voir mes Leç. sur le Syndr. bulbomédull. constitué par la

contre cette manière de voir, qui renversait tout ce que l'on sait sur la séméiologie du système nerveux : tous les symptômes connus sont en rapport avec le siège de l'altération; seul, celui-là aurait exprimé, non le siège, mais la nature anatomique de l'altération. C'était invraisemblable.

Pour étayer ma protestation, j'ai réuni deux ordres de preuves que je vais rappeler, en y ajoutant les documents parus depuis cette époque, documents qui ont singulièrement confirmé et rendu définitive la thèse soutenue.

1. *La syringomyélie peut exister sans le syndrome dissociation.*

J'ai cité un fait personnel, observé avec mon collègue Carrieu. Puis, sur les 66 cas, avec observation clinique et autopsie, relevés dans la thèse d'Anna Baümler (1887), j'en ai trouvé 55 dans lesquels il n'y avait ni le syndrome en entier ni aucun des éléments constitutifs du syndrome (et ce sont aussi bien des faits de gliomatose que des faits de myélite lacunaire).

Depuis lors, les preuves de cette première proposition se sont accumulées.

C'est d'abord l'observation de Joffroy et Achard (1) de syringomyélie démontrée par l'autopsie et ayant produit de l'anesthésie totale sans aucune dissociation. Puis Rosenblath (2) a publié deux cas de syringomyélie (avec autopsie) sans troubles de la sensibilité, ou au moins sans dissociation; Préobrajenski (3), un cas de syringo-

thermanesth., l'analg. et les troub. sudor. ou vasomot. (subst. grise latéropostér.), in *Montpellier méd.*, août 1889, et Leç. de clin. méd., 1891, 1re série, p. 186.

(1) Joffroy et Achard. Un cas de mal de Morvan avec aut. *Arch. de méd. expérim.*, 1890, p. 540.

(2) Rosenblath. Z. Casuist. d. Syringom., etc. *D. Arch. f. klin. Méd.*, 1893, t. LI, p. 210 (*Revue neurol.*, 1894, p. 11). Trav. de la clin. méd. de Leipsig.

(3) Preobrajenski. Mém. méd., 1894 (*Revue neurol.*, 1895, p. 75).

myélie non gliomateuse : anesthésie totale, sans dissociation. Dimitroff (1) a commencé un important travail sur la syringomyélie par une observation personnelle sans troubles de la sensibilité. Déjerine et Thomas (2) ont observé un nouveau cas sans troubles sensitifs.

Dans la grande monographie de Schlesinger (3) (1895), on trouvera de nombreux détails sur les types anormaux de syringomyélie, et enfin Raymond (4) a beaucoup insisté sur le polymorphisme clinique de cette maladie.

Ce dernier auteur insiste notamment sur la fréquence de l'anesthésie totale (non dissociée) dans la syringomyélie et cite les faits de Miura (1889), Rumpf (1889), Hochhaus (1891), Joffroy et Achard (1890-1891), Roth (1887-1889), Critzman (1893), Asmus (1893), Homen (1894), Oppenheim (1893), Schuppel. Il cite aussi des faits de syringomyélie à forme de sclérose en plaques (Brutton, Rosenblath), puis des faits à forme de tabes spasmodique : Strümpell (1880), Kahler (1882), Reisinger et Marchand (1884), Schlesinger (obs. VII), Raymond (1893).

La démonstration de notre première proposition est donc aujourd'hui bien établie : *la syringomyélie peut exister sans le syndrome dissociation.*

2. *Le syndrome dissociation peut exister sans syringomyélie.*

(1) Stephan Dimitroff. Ueb. Syringom. (Trav. de la clin. méd. du prof. Eichhorst à Zurich), *Arch. f. Psych.*, 1896, t. XXVIII, p. 582, et 1897, t. XXIX, p. 299 ; fait suite au travail d'Anna Baümler, et analyse 297 observ. (jusqu'en octobre 1891).

(2) Déjerine et Thomas. Un cas de syringom. type scapulohumér. avec intégr. de la sensibil., suivi d'aut. (intégr. de la subst. grise médiane). *Soc. de Biol.*, 10 juillet 1867 (*Revue neurol.*, 1898, p 153).

(3) Schlesinger. Die Syringomyelie (trav. de la 3e clin. méd. et de l'Institut d'anat. et de physiol. des centr. nerv. à l'Univers. de Vienne). Leipsig et Vienne, 1895. (526 indicat. bibliogr. classées par ordre alphabét. d'auteur.)

(4) Raymond. Clin. des mal. du syst. nerv., 1896, t. I, p. 315 et 327, et 1897, t. II, p. 580 et 516.

Morvan a décrit (1883), sous le nom de parésie analgésique à panaris des extrémités supérieures, une maladie qui a gardé son nom et dans laquelle on rencontre souvent le syndrome dissociation. Gombault et Reboul ont fait (1889) l'autopsie d'une de ces malades de Morvan avec dissociation : ils ont trouvé de la névrite, de la myélite, mais pas de lacune médullaire.

En 1889, je ne pus citer que ce fait ; je le déclarai capital, quoique unique, et exprimai la conviction que « de pareils faits existent et se multiplieront du moment où l'attention sera attirée sur ce point ». Cet espoir s'est largement réalisé.

D'abord Charcot (1) a signalé la dissociation syringomyélique dans l'hystérie, dans la lèpre (Leloir, Babinski, Thibierge) et dans la compression de la moelle (2) ou des nerfs (Critzman). Minor (3) l'a décrite dans plusieurs cas d'hématomyélie traumatique (4). Freund (5), étudiant (1891) avec beaucoup de soin les troubles de la sensibilité dans la sclérose en plaques, décrit la dissociation « syringomyélique » dans dix observations de cette maladie (avec des caractères particuliers de moindre durée que dans la syringomyélie vraie).

En 1892, à propos d'un cas personnel observé chez Brissaud, Jean Charcot (6) étudie « la dissociation dite syringomyélique dans les compressions et sections des troncs

(1) Charcot. Leç. du mardi, 1889, p. 517.

(2) Charcot. Un cas de pseudosyringom., in *Sem. méd.*, 1891, p. 193.

(3) Minor. De l'hématom. centr. *Soc. de neurol. et de psych. de Moscou*, 17 déc. 1893, et Rech. clin. et anat. sur les aff. traumat. de la moelle suivies d'hématom. centr. et de format. cavitaires centr. Congrès de Moscou, 1897 (*Revue neurol.*, 1894, p. 212, et 1897, p. 819).

(4) Voir Verguère. De la parésie analgés. à panaris des extrém. supér. De la parésoanalg. des extrém. supér. ou mal. de Morvan. *Revue des sc. méd.*, 1891, t. XXXVIII, p. 324.

(5) Freund (de Breslau). Ueb. d. Vork. von Sensibilitatsstör bei mult. Herdsklér (trav. de la clin. du prof. Westphal). *Arch. f. Psych.*, 1891, t. XXII, p. 317 et 588.

(6) Jean Charcot. *C. R. de la Soc. de Biol.*, 1892, p. 911.

nerveux », rappelle qu'on a trouvé des dissociations diverses dans les maladies de la peau (1) (psoriasis, eczéma) et retrouve la dissociation vraie dans une série de cas de section ou de compression des nerfs (Létiévant, Weir Mitchell, Richet, Chaput, Blum).

Plus récemment, Cavazzani et Manca (2) ont trouvé cette même dissociation après la section traumatique du radial. Et la même année (1895), Brissaud (3) peut dire : « La clinique nous a édifiés sur la valeur prétendue pathognomonique de la dissociation syringomyélique. Les beaux jours sont passés. Cette dissociation de la sensibilité n'appartient plus en propre à une seule maladie. » Et il cite un cas de syndrome de Brown-Séquard avec dissociation guéri par le traitement antisyphilitique et par conséquent sans syringomyélie.

En 1896, Max Laehr (4) cite une série de faits de dissociation « syringomyélique » dans des cas de syndrome de Brown-Séquard, sans syringomyélie, notamment ceux de Müller (1871), Charcot et Gombault (1873), Gowers (hémorragie traumatique), Beevor (tumeur syphilitique), Steeland Williamson (1893).

La même année, Schlesinger (5) publie un fait (et en rappelle trois autres personnels) de tumeur intramédullaire (sans syringomyélie) avec dissociation. Hanot et Henri Meunier (6) observent un cas analogue de gomme

(1) Rendu. Les anesth. spont., Th. d'agrég., Paris, 1875.

(2) Cavazzani et Manca. Alteraz. della sensibil. termice e tattile in sect. a les. del nervo rad. *Rif. med.*, 1893, n° 57 (*Revue neurol.*, 1895, p. 534).

(3) Brissaud. Leç. sur les mal. nerv., 1895.

(4) Max Laehr. Ueb. Stör. d. Schmerz-Temperatur Empfind. in F. von Erkank, d. Rückenm. (Klin. St. mit besond. Berücksicht. d. Syringom.) Trav. de la clin. du prof. Jolly. *Arch. f. Psych.*, 1896, t. XXVIII, p. 773.

(5) Schlesinger. Tumeur médull. (Gliosarc. de la rég. cervic.) Club méd. Vien., 22 janvier 1896 (*Revue neurol.*, 1896, p. 441).

(6) Hanot et Henri Meunier. Gomme syphilit. double de la moelle épinière ayant determ. un syndr. de Brown-Séq. bilat. avec dissociat. syringomyél. *Nouv. Iconogr. de la Salpêt.*, 1890, p. 49 (même cas commun. par Henri Meunier au Congrès de l'AFAS. à Carthage, 1896).

syphilitique. C'est aussi un cas de dissociation par méningomyélite syphilitique que publient Piatot et Cestan (1) pendant que David Edsall (2) étudie la « dissociation de la sensibilité du type syringomyélique dans le mal de Pott » et que James Hendric Lloyd (3) la démontre dans les traumatismes de la moelle.

Dans un travail inspiré par Marinesco, Vines (4) montre « que la dissociation syringomyélique n'est pas un phénomène rare dans les différentes myélites chroniques ». Déjerine et Thomas (5) ont observé la dissociation dans un cas de pachyméningite gommeuse hypertrophique. Et Raymond (6) a écrit récemment : « Il n'y a pas très longtemps, l'anesthésie dissociée... passait pour appartenir en propre à la syringomyélie. On lui attribuait en quelque sorte une signification pathognomonique. Aujourd'hui il est reconnu que cette modalité d'anesthésie s'observe dans des circonstances pathologiques très variées... on conçoit comme une chose naturelle qu'il en soit ainsi. Ce que peut faire une tumeur gliomateuse ou toute autre néoplasie, en tant qu'interruption des conducteurs de la sensibilité, on conçoit que n'importe quelle lésion circonscrite le puisse faire également, qu'il s'agisse d'un foyer hémorragique, d'un foyer

(1) Piatot et Cestan. Syndr. de Brown-Séq. avec dissociat. syringom. d'orig. syphilit. *Ann. de dermatol.*, 1897, p. 713, et *Revue neurol.*, 1897, p. 645.

(2) David Edsall. Soc. neurol. de Philadelphie, 20 décemb. 1897. *The Journ. of nerv. a. ment. Dis.*, 1898, p. 257, et *Revue neurol.*, 1898, p. 742.

(3) James Hendric Lloyd. Traumat. aff. of the cerv. reg. of the Spin. cord. simulat. Syringom. *The Journ. of nerv. a. ment. Dis.*, 1894, p. 343 (*Revue neurol.*, 1894, p. 450) : histoire clinique de deux cas. — A Study of the les. in a case of trauma. *Brain.*, 1898 (*Revue neurol.*, 1898, p. 613) : autopsie de l'un des deux faits précédents.

(4) Vines. Despe dissociationen. *Romania medicala*, 1898, p. 122. Anal. par Marinesco in *Revue neurol.*, 1898, p. 830.

(5) Déjerine et Thomas. Un cas d'hémiparapl. avec anesth. croisée. Syndr. de Brown-Séq. suivi d'aut. *Arch. de physiol.*, 1898, p. 594.

(6) Raymond. Clin. des mal. du syst. nerv., 1897, t. II, p. 519.

de ramollissement ou d'un îlot de sclérose (1). Les faits sont là qui démontrent qu'il en est ainsi. »

Plus récemment, Riche et Gothard (2) ont montré cette dissociation dans le tabes; Long et surtout Chatin (3) ont démontré son existence dans les lésions de l'écorce cérébrale.

Nous pouvons donc affirmer, comme démontrée aujourd'hui, la proposition que nous appuyions en 1889, sur un seul fait (discutable) : *le syndrome dissociation peut exister sans syringomyélie.*

O. — De tout ce qui précède, il résulte que l'unité anatomique du syndrome dissociation n'est faite ni par la présence de gliomes médullaires, ni par la présence de cavités médullaires, ni par la présence d'une seule lésion médullaire constante, mais que, pour ce syndrome comme pour tous les autres symptômes médullaires, l'unité n'est faite que par l'*unité du siège* de la lésion. Il faut donc rechercher maintenant quel est le siège unique et constant de la lésion correspondant à ce syndrome dissociation. Nous ferons ainsi la *physiologie pathologique* de ce syndrome.

Dans le système sensitif médullaire, ce n'est pas la lésion des cordons postérieurs qui entraîne notre syndrome. Car dans le syndrome des cordons postérieurs (que nous avons étudié déjà plus haut), il y a anesthésie totale ou, s'il y a dissociation, c'est l'anesthésie tactile et surtout musculaire qui domine avec persistance et

(1) C'est la pensée qu'ont également énoncée Hanot et Meunier dans leur travail déjà cité de 1896 : « ... Quoi de plus naturel, dès lors, qu'une pareille lésion, équivalent physiologiquement à une lacune syringomyélique, ait déterminé la dissociation des sensibilités, telle qu'on la rencontre dans les cas de gliomatose médullaire? »

(2) Riche et Gothard. Étude sur les troubles objectifs de la sensibilité superficielle dans le tabes. *Nouv. Iconogr. de la Salpêtr.*, 1899.

(3) Chatin. De la sensibil. thermique dissociée chez les hémipleg. *Arch. gén. de médec.*, 1901, t. V, p. 33.

souvent exagération de la sensibilité à la douleur et à la température. C'est donc la dissociation inverse, et en quelque sorte complémentaire, de la dissociation dite syringomyélique. Du reste, dans plusieurs observations avec dissociation « syringomyélique » très nette, l'intégrité des cordons postérieurs est notée et dans des observations de syringomyélie avec anesthésie totale on a, au contraire, noté la participation des cordons postérieurs à la lésion.

Dans tous les cas de dissociation « syringomyélique », l'altération portait sur les *cornes postérieures* de la substance grise.

Nous avons bien cité des cas dans lesquels la dissociation paraissait répondre à une lésion des nerfs périphériques. Mais il est permis de supposer qu'alors la lésion névritique avait retenti sur les centres médullaires, comme dans les faits qu'a étudiés Marinesco (1). On pourrait dire aussi qu'il « existe à la surface de la peau des points distincts pour la sensibilité tactile et pour la sensibilité thermique (2) ». Mais, pour l'étude que nous poursuivons, il suffit de dire que, *quand elle répond à une lésion médullaire, la dissociation dite syringomyélique répond à une altération des cornes postérieures de la substance grise.*

Voilà la conclusion *clinique* qui reste la même qu'en 1889 (3). *Physiologiquement*, la question est moins avancée.

(1) Marinesco. Les polynévr. en rapport avec la th. des neur. *Soc. de Biol.*, 30 nov. 1895. Voir aussi *Presse méd.*, 28 déc. 1895; et Rapport au Congrès de Moscou sur l'histopathol. de la cell. nerv., août 1897 (*Revue neurol.*, 1896, p. 54 et 70; 1897, p. 523) : « Par conséquent, conclut-il, il n'existe pas de névrites sans réaction des cellules des nerfs atteints. »

(2) Hédon, Précis. de physiol., 1896. Voir dans ce livre (p. 174) les fig. de Goldscheider.

(3) « En un mot, on peut dire que l'altération des cornes postérieures a pour traduction symptomatique le syndrome sur lequel je me suis longuement étendu. » Leç. de clin. méd., 1re série, p. 243.

Je n'ai pu citer autrefois qu'une expérience célèbre, mais non reproduite, de Schiff : il sectionne la moelle dorsale d'un lapin, en totalité, sauf les cordons postérieurs ; l'animal conserve la sensibilité tactile très nette et perd complètement la sensibilité thermique et la sensibilité à la douleur.

En 1894, Holzinger (1) a repris cette étude expérimentale dans le laboratoire de la Clinique de Bechterew à Saint-Pétersbourg. Il sectionne chez des chiens la moelle dorsale (au niveau des 3e et 4e paires) et il note : 1° pour la sensibilité à la douleur : *a*) hyperesthésie transitoire (quelques jours) bilatérale par la section d'une moitié latérale de la moelle ; *b*) rien par la section simultanée des cordons postérieurs, de la substance grise et des cordons antérieurs, ni par la section de la moitié antérieure de la moelle, c'est-à-dire des cordons antérieurs et de la partie antérieure des cordons latéraux avec une partie des cornes antérieures ; c) analgésie de toute la région du corps au-dessous, par la section des deux cordons latéraux, ou par la section de la moitié postérieure de la moelle ; seulement, dans ce dernier cas, il faut que la section porte un peu en avant des faisceaux pyramidaux ; 2° pour la sensibilité tactile et musculaire : anesthésie quand les cordons postérieurs sont détruits (et alors, il y a aussi ataxie).

Des résultats analogues, confirmatifs des mêmes conclusions, paraissent avoir été obtenus par Münzer et Wiener (2).

De l'ensemble de ces documents physiologiques, et surtout cliniques, on peut déduire le trajet probable dans la moelle des conducteurs de la sensibilité à la douleur et à la température (3).

(1) Bechterew. Die sens. Bahnen in Ruckenm. *Neurol. Centralbl.*, 1894, p. 647.
(2) Münzer et Wiener. Sur la destr. isolée de la subst. grise médull. *Arch. f. experim. Pathol. u. Pharmak.*, t. XXXV, p. 113, et *Revue neurol.*, 1895, p. 586.
(3) Voir notamment sur ce point le travail déjà cité de Max

Tous ces conducteurs pénètrent par les racines postérieures, et immédiatement dans la corne postérieure du même côté : de là, l'anesthésie thermique et à la douleur dans certains cas de lésion limitée des cornes postérieures : analgésie *du même côté* que la lésion (1). Dans ces cas, l'analgésie et la thermanesthésie sont *segmentaires*, chaque segment de membre ayant son centre médullaire spécial (2).

Puis ces conducteurs passent du côté opposé (par une commissure) : de là, l'analgésie *croisée* quand la lésion siège plus haut que le centre de la région frappée (cas du syndrome de Brown-Séquard). Cet entrecroisement ne paraît pas s'effectuer à la même hauteur pour les diverses fibres, thermiques et algésiques, de la même région ; car, pour une lésion limitée des cornes postérieures, les deux zones périphériques d'anesthésie ne se superposent pas nécessairement.

Après leur entrecroisement, ces conducteurs cheminent dans la substance grise et très probablement passent bientôt dans les faisceaux sensitifs des cordons antérolatéraux (notamment dans le faisceau de Gowers).

Quant aux impressions tactiles et musculaires, elles ne passent pas *obligatoirement* par le neurone de relais (corne postérieure) de leur région. Quand ce neurone est détruit, elles continuent, soit par les neurones de relais plus élevés, soit par la seule substance blanche postérieure, et peuvent ainsi atteindre le cerveau : d'où la dissociation dite syringomyélique, dans un segment du membre du même côté que la lésion, quand la lésion

Laehr (1896) et celui de Schlesinger. Localisat. d. Schmerz u. Temperatursinnsbahnen in Rückenm. Wien. physiol. Club, 26 mars, *Neurol. Centralbl.*, 1898, p. 781.

(1) Tel est le cas présenté (avec autopsie) par Déjerine et Sottas à la Société de Biologie, le 23 juillet 1892 (p. 716 des C. R.).

(2) Voir mes Leç. sur les Sympt. médull. à distrib. segment. publiées par mon chef de clin. le Dr Gibert, dans le *Nouveau Montpellier médical* (1899).

siège dans la région correspondante de la corne postérieure.

Au-dessus de ce neurone de relais, les impressions thermiques et algésiques continuent par la substance grise et les cordons latéraux, tandis que les impressions tactiles suivent une autre voie (cordons postérieurs); dès lors, on comprend qu'une lésion limitée à ce niveau puisse produire la dissociation dite syringomyélique du côté opposé à la lésion si elle siège dans un point, et la dissociation inverse ou complémentaire (1) (tabétique) si elle siège dans un autre point.

Donc, pour résumer cet aperçu plutôt de physiologie pathologique, la *dissociation dite syringomyélique n'est pas exactement le syndrome des cornes postérieures* (2), *mais plutôt le syndrome, très probable et habituel, du deuxième neurone sensitif (premier neurone de relais) dont les corps cellulaires sont dans les cornes postérieures et dont les prolongements cylindraxiles sont dans le cordon latéral et surtout le faisceau de Gowers du côté opposé*; c'est dire que la dissociation est du même côté que la lésion, quand celle-ci porte sur les corps cellulaires de ce neurone, et que la dissociation est du côté opposé à la lésion, quand celle-ci porte sur les prolongements de ce même neurone (3).

(1) La dissociation inverse ou complémentaire est constituée par l'anesthésie tactile et musculaire avec conservation et souvent exaltation de la sensibilité à la température et à la douleur.

(2) Pour MARINESCO (*Soc. méd. des hôp.*, 6 mars 1896), la dissociation syringomyélique est due à l'interruption du contact utile entre les collatérales et certains neurones de la corne postérieure; ce phénomène d'addition et de renforcement n'ayant plus lieu quand la corne postérieure est détruite.

(3) Dans un récent travail sur « la dissociation syringomyélique de la sensibilité dans les compressions et les traumatismes de la moelle épinière, et son explication physiologique » (*Sem. méd.*, 1899, n° 15, p. 113), VAN GEHUCHTEN conclut : « Nous croyons pouvoir maintenir la conclusion que nous avons formulée dès 1893 et admettre que les fibres du faisceau de Gowers, qui sont pour la plupart des fibres croisées, servent exclusivement à la transmission de la sensibilité douloureuse et thermique... la dissociation syringomyélique de la sensibilité ne peut plus être

D. — Pour faire le *diagnostic différentiel* de ce syndrome, il suffit, une fois la dissociation constatée, de discuter son origine : hystérique, névritique ou médullaire.

Dans l'hystérie, la distribution peut être segmentaire ; mais il y a tous les autres symptômes de la névrose qui permettront le diagnostic. La chose devient beaucoup plus difficile s'il y a association hystéroorganique : la suggestion me paraît être le seul moyen absolu de résoudre alors la question.

Quant à l'origine périphérique, je la crois rare, sans retentissement médullaire. D'autre part, la dissociation est alors distribuée suivant les territoires nerveux et non en segments de membres ; et il y a tous les autres symptômes ordinaires des névrites.

E. — Il y a lieu de penser que les *troubles sudoraux et vasomoteurs* font, eux aussi, partie du syndrome des cornes postérieures. Je ne leur consacre qu'un *appendice* au chapitre général, parce que leur histoire physiologique et séméiologique n'est pas achevée.

Chez le malade que j'ai étudié en 1889, il y avait des sueurs exagérées et de l'hyperthermie du même côté que la thermanesthésie et l'analgésie. J'ai pu alors réu-

considérée comme un symptôme pathognomonique de la syringomyélie et comme étant inévitablement liée à une lésion de la substance grise. Elle peut être et elle est souvent la conséquence immédiate d'une lésion de la substance blanche... ; pour la syringomyélie... la dissociation est directe ; dans les lésions du faisceau de Gowers, la dissociation est croisée. D'autre part, dans la syringomyélie, la dissociation de la sensibilité est limitée, et au-dessus d'une zone à sensibilité normale. Une lésion intéressant le faisceau de Gowers, quelque petite qu'elle soit, entraîne toujours une dissociation syringomyélique étendue. Cette dissociation commence dans tous les cas par les extrémités des membres inférieurs... Enfin, quand la dissociation syringomyélique due à une lésion grise s'accompagne de troubles moteurs, ceux-ci surviennent du même côté que les troubles sensibles. Par contre, lorsqu'une dissociation syringomyélique de la sensibilité provoquée par une lésion du faisceau de Gowers s'accompagne de troubles moteurs, ceux-ci se manifestent toujours dans le côté correspondant à la lésion médullaire et opposé aux désordres de la sensibilité (syndrome de Brown-Séquard). »

nir 29 faits, empruntés à divers auteurs (1), dans lesquels il y avait à la fois dissociation de la sensibilité d'une part, troubles sudoraux ou vasomoteurs de l'autre.

De cette association fréquente des deux ordres de phénomènes, on peut déjà induire que probablement les lésions correspondant à l'un et à l'autre symptôme ont le même siège ou deux sièges bien voisins.

Les physiologistes ne paraissent rien savoir de ce siège du centre médullaire vasomoteur (ou du grand sympathique). Quelques-uns font intervenir les cordons antérieurs (Brown-Séquard, Schiff) ou la colonne de Clarke (Jacubowitz, Gaskell), mais sans entraîner les convictions (2). L'hésitation des physiologistes est encore plus grande pour la localisation du centre médullaire des nerfs sudoraux (3).

En clinique, Bouveret avait montré (1880) l'hyperidrose dans diverses maladies de la moelle, mais sans parler du siège de la lésion. En 1882, Pierret (4) précise beaucoup plus et en appliquant la méthode anatomoclinique à l'étude des troubles vasomoteurs du tabes en place la lésion dans le tractus intermediolateralis de Clarke.

Voilà où nous en étions lors de mes Leçons de 1889.

Peu après paraissaient les observations de la Salpêtrière sur la dissociation syringomyélique dans l'hystérie et, chose remarquable, le malade sur lequel Charcot démontrait cette dissociation névrosique était étudié par Gilles de la Tourette (5) au point de vue des troubles

(1) Strumpell, Förstner et Zacher, Glaser, Remak, Schultze, Will. Gull, Lockart-Clarke et Hughlings Jackson, Westphal, Krauss, Oppenheim, Freund, Roth, Morvan, Proust, Déjerine, Rumpf, Moutard-Martin.

(2) Voir les art. Vasomoteurs de Nuel et Sympathique de François Franck in *Dict. encyclop. des sc. méd.*

(3) Voir François Franck, art. Sueur in *Dict. encycl. des sc. méd.*

(4) Pierret. *Acad. des sc.*, 1882, et Putnam. *Th. de Paris*, 1887.

(5) Gilles de la Tourette et Dutil. Contrib. à l'ét. des tr. troph. dans l'hyst. Atr. musc. et œd. *Nouv. Iconogr. de la Salpêtr.*, 1889, p. 251.

trophiques, vasomoteurs et œdémateux. Chez ces hystériques qui « simulent » la dissociation syringomyélique, on trouve des mains gonflées, œdémateuses, froides, cyanosées, qui ressemblent singulièrement à la « main succulente » que Marinesco va nous décrire chez les syringomyéliques vrais.

Une fois de plus, l'hystérique faisait une physiologie assez exacte et associait dans ses manifestations des symptômes que les lésions organiques rapprochent souvent : la dissociation dite syringomyélique et les troubles trophiques et vasomoteurs.

C'est en 1897 que Marinesco (1) a repris la question des troubles vasomoteurs dans la syringomyélie à propos de cette main œdémateuse qu'avec P. Marie il a appelée la main succulente.

Il rappelle d'abord plusieurs faits que j'avais réunis ; il en ajoute de plus récents : de Massius (1896), Hoffmann, Colemann et O'Caroll (1893), Dayot de Rennes (Louazell, 1896), plus quatre observations personnelles (services de P. Marie et de Raymond).

Pour le siège du centre médullaire des vasomoteurs, il déclare inadmissible l'opinion de Pierret et accepte plutôt celle de Remak (2) d'après lequel ce centre serait dans les cornes grises postérieures ; chaque segment de moelle contenant son centre moteur, sensitif et vasomoteur pour un segment correspondant d'un membre.

En fait, certains anatomistes (3) admettent aujourd'hui que l'influence motrice, partie de la moelle, sortirait par les racines *postérieures* et irait de là, par les rameaux communiquants, aux ganglions du sympathique. Il est donc permis de penser que ces fibres qui viennent de la

(1) MARINESCO. De la main succulente. *Nouv. Iconogr. de la Salpêtr.*, 1897, p. 81 et 202.

(2) REMAK. *Berl. klin. Wochenschr.*, 1889, n° 3 (cit. MARINESCO).

(3) Voir VAN GEHUCHTEN. Anat. du syst. nerv. de l'hom., 2e édit., 1897, p. 895, et POIRIER. Traité d'anat. hum., 1884, t. III, p. 215.

moelle par les racines postérieures proviennent des cornes postérieures de la substance grise ou des parties voisines (Lenhossek et Cajal les font venir de la base des cornes antérieures « aussi bien en dedans et près du canal qu'en dehors »).

Malgré les obscurités qui persistent encore dans cette question, je crois qu'on peut conclure *cliniquement* que *la dissociation dite syringomyélique de la sensibilité est le syndrome des cornes postérieures de la moelle* et que *les troubles vasomoteurs et sudoraux* (quand ils sont d'origine médullaire) *sont le syndrome de la substance grise postérieure et centrale* (base des cornes antérieures).

8. — LE SYNDROME ASSOCIÉ DES CORNES ANTÉRIEURES ET DE LA SUBSTANCE GRISE CENTROPOSTÉRIEURE (SYNDROME DE L'ENTIÈRE SUBSTANCE GRISE) : Atrophie musculaire ; dissociation dite syringomyélique des sensibilités et troubles vasomoteurs.

Ce syndrome, dont la *description anatomoclinique* et la *physiologie pathologique* sont implicitement contenues dans nos paragraphes 5 et 7, se rencontre surtout dans deux groupes de faits : les syringomyélies avec amyotrophies et les amyotrophies avec troubles vasomoteurs.

1. La syringomyélie se manifeste à la fois par l'amyotrophie et la dissociation de la sensibilité quand la lésion porte simultanément sur les parties antérieures et postérieures de la substance grise : dans ces faits, l'amyotrophie a les caractères que nous avons assignés aux amyotrophies d'origine médullaire. Marinesco a insisté sur la présence fréquente chez ces malades de la *main de prédicateur*, décrite par Charcot et Joffroy dans la pachyméningite cervicale hypertrophique et caractérisée par la prédominance de l'atrophie dans le domaine du cubital et du médian ; de plus, toujours chez ces mêmes malades, l'atrophie musculaire (représentant l'Aran-Du-

chenne) a une topographie assez nettement segmentaire (1).

2. Chez les amyotrophiques, on a souvent signalé de l'hypothermie, la main violacée ou livide (Vulpian). J'ai signalé de l'hyperthermie, des sueurs locales; Frommann, Friedreich, Wunderlich, Leyden ont également décrit ces sueurs exagérées de certains amyotrophiques (2).

Il me paraît inutile d'insister.

9. — LE SYNDROME D'UNE MOITIÉ LATÉRALE DE LA MOELLE : Hémiparaplégie croisée.

A. — En 1849, Brown-Séquard (3) décrit les symptômes observés après la section ou la lésion d'une moitié de moelle; c'est l'hémiparaplégie croisée ou syndrome de Brown-Séquard, caractérisée par *la paralysie motrice et l'hyperesthésie du côté de la lésion, l'anesthésie du côté opposé.*

Plus exactement, on trouve : 1° du côté correspondant à la lésion, une paralysie motrice, l'état normal ou l'exagération des diverses sensibilités, une zone d'anesthésie dans la partie supérieure, au voisinage de la lésion, et souvent une zone d'hyperesthésie au-dessus, l'hyperthermie et la paralysie du sympathique, les arthropathies, l'atrophie musculaire; 2° du côté opposé à la lésion, conservation des mouvements volontaires et du sens musculaire, anesthésie dans tous ses modes, quelquefois zone d'hyperesthésie au-dessus (les troubles sen-

(1) Voir le fait d'amyotr. en gant récem. publié par CROCQ (*Journ. de neurol.* de Bruxelles, 1899).

(2) Voir notre Traité des mal. du syst. nerv., 4e éd. (en collab. avec RAUZIER), 1894, t. I, p. 610.

(3) Les divers travaux de BROWN-SÉQUARD sur l'anesthésie spinale croisée sont échelonnés depuis sa thèse en 1840 jusqu'en 1894. Les Mémoires les plus importants sont ceux de 1849 à la *Société de Biologie*, de 1863 dans le *Journal de physiologie*, de 1868 et 1894 dans les *Archives de physiologie*.

sitifs croisés montant un peu moins haut que ceux du côté de la lésion), des escarres.

Tous les auteurs ont confirmé cette *description clinique*. On l'a complétée en montrant que souvent l'anesthésie observée est dissociée (type syringomyélique) ; la chose avait du reste été déjà notée dans certaines observations réunies au début par Brown-Séquard, notamment celle de Viguès. Il y a parfois de la thermanesthésie seule.

Cette dissociation unilatérale est habituellement croisée par rapport à la lésion. Plus rarement elle est directe : notamment dans le fait de Déjerine et Sottas (1). Dans ce dernier cas, la paralysie motrice qui est toujours directe (comme dans les faits classiques) est du même côté que l'anesthésie ; il n'y a pas alors syndrome de Brown-Séquard proprement dit. Ce sont cependant des faits qu'on n'a pas le droit de laisser de côté quand on étudie le syndrome d'une moitié latérale de la moelle : nous les retrouverons à propos de la physiologie pathologique.

Le syndrome de Brown-Séquard est net et complet (comme nous venons de le décrire) quand la lésion se limite exactement à une moitié latérale de la moelle. On peut aussi l'observer atténué et incomplet, quand la lésion plus étendue est seulement plus marquée dans une moitié de la moelle que dans l'autre. Dans ce cas, la paralysie motrice et l'anesthésie sont bilatérales ; seulement la paralysie est plus marquée du côté de la lésion et l'anesthésie (complète ou dissociée) est plus marquée du côté opposé à la lésion.

Complet ou incomplet, le syndrome de Brown-Séquard est toujours un très bon signe du siège *médullaire* de la lésion. En dehors de la moelle, il faudrait *deux* lésions différentes pour le réaliser.

B. — *Les maladies susceptibles de produire le syndrome*

(1) Déjerine et Sottas, *Soc. de Biol.*, 23 juillet 1892. Obs. déjà citée.

de Brown-Séquard (complet ou incomplet) sont nombreuses. Une maladie médullaire quelconque le réalisera à la seule condition de frapper exclusivement une moitié de moelle ou seulement une moitié de moelle plus que l'autre.

Notons : les lésions traumatiques (fractures, luxations, hémorragies, balles de revolver ou instruments tranchants), les arthrites vertébrales, les méningites rachidiennes, les foyers hémorragiques, les myélites diffuses, la syringomyélie, les tumeurs, diverses localisations syphilitiques (1) (syphilomes, myélites, méningites gommeuses), etc.

C. — La *physiologie pathologique* de ce symptôme reste encore bien difficile et très discutée, malgré les travaux qu'elle a provoqués depuis un demi-siècle.

Il ne s'agit, bien entendu, d'étudier à ce point de vue que l'*anesthésie croisée*. Car, pour la paralysie directe, personne n'en discute la pathogénie qui est très simple, la lésion portant sur des conducteurs médullaires de la motilité qui se sont déjà entrecroisés au niveau des pyramides.

Pour expliquer l'anesthésie croisée, Brown-Séquard a, dès ses premiers travaux, admis que les conducteurs médullaires des sensibilités s'entrecroisent sur toute la hauteur de la moelle, dès leur entrée dans cet organe par les racines postérieures. Cela explique très bien l'anesthésie croisée ; l'hyperesthésie au-dessus est due à l'irritation de voisinage, de même que l'hyperesthésie du côté de la lésion ; la zone d'anesthésie directe au niveau de la lésion est due à l'altération des nerfs à leur entrée dans la moelle ; avant leur entrecroisement.

(1) Voir LAMY. La méningomyél. syphil. Paris, 1893. — SOTTAS. Contrib. à l'étude anat., clin. des paral. spin. syphil. Paris, 1894. — GILLES DE LA TOURETTE. Formes clin. et trait. des myél. syphil. *Les Actualités médic.*, 1899.

Physiologiquement (1), Brown-Séquard montre l'anesthésie des membres postérieurs après une double hémisection pratiquée l'une à la région dorsale, l'autre à la région cervicale ou après une section longitudinale séparant en deux moitiés latérales toute la largeur de la région lombaire de la moelle : expérience de Galien, refaite par Fodera (2) (1823). La même expérience à la région cervicale entraine l'anesthésie complète des deux membres antérieurs avec conservation de la sensibilité dans les membres postérieurs.

A cette théorie, les physiologistes ont fait et font encore de nombreuses objections, et Vulpian (3), qui a été un des premiers adversaires de ces idées de Brown-Séquard, a admis que l'hyperesthésie (dans l'hémilésion de la moelle) au-dessus et au-dessous de la lésion est produite par l'excitation locale et que l'anesthésie croisée est due à la dépression corrélative de l'excitabilité des parties analogues de la moelle : balancement physiologique des deux moitiés de moelle.

Voici quelques arguments de ces adversaires de l'entrecroisement intramédullaire des voies sensitives (4) :

1. Chez les animaux, après l'hémisection de la moelle, si l'hyperesthésie est la règle (Fodera, Vulpian), l'anesthésie croisée est, au contraire, « un phénomène très variable d'intensité, d'un animal à l'autre, et elle n'est généralement pas absolue ».

2. L'hémisection a d'autant moins d'influence sur les membres postérieurs qu'elle est faite à une plus grande distance de la région lombaire (Vulpian).

3. Dans l'expérience de Van Deen (hémisection de la

(1) Voir pour tout ce paragr. Déjerine et Thomas. Un cas d'hémiparapl. avec anesth. croisée. Syndr. de Brown-Séquard suivi d'aut. *Arch. de physiol.*, 1888, p. 591.

(2) Fodera (1823) et Schops (1827) avaient entrevu le syndrome de Brown-Séquard.

(3) Vulpian, Art. Moelle épin. (Physiol.) in *Dict. encycl. des sc. méd.*, 1874, 2e série, t. VIII.

(4) Voir l'art. cité de Déjerine et Thomas.

moelle vers la partie postérieure de la moelle dorsale et autre hémisection complémentaire à la région cervicale), les deux membres postérieurs restent sensibles, même si l'une des deux hémisections dépasse un peu la ligne médiane (chien : Vulpian; lapin : Schiff).

4. La section longitudinale du renflement lombaire sur la ligne médiane n'amène qu'une simple diminution de la sensibilité (Oré).

5. Plus récemment, Mott (1) est arrivé à des conclusions analogues pour le singe : les impressions douloureuses et thermiques peuvent être conduites par les deux côtés de la moelle, mais les impressions tactiles et de pression seraient surtout conduites par le même côté; il y aurait un retard assez considérable dans la transmission des impressions reçues par le côté paralysé et des erreurs de localisation. En résumé, chez le singe, l'anesthésie est surtout directe.

6. Gotch et Horsley (2) ont recherché les modifications électriques qui se produisent dans divers faisceaux de la moelle dorsale quand on excite électriquement le nerf sciatique ou les racines postérieures du plexus lombaire; ils mesurent en quelque sorte par l'intensité de cette modification électrique la quantité d'énergie nerveuse qui passe dans ces faisceaux de moelle quand le nerf en question est excité. Chez le chat et le singe, le courant dans la moelle est surtout unilatéral et du même côté dans la proportion de 80 0/0 et principalement par la colonne postérieure (3). Plusieurs mois après l'hémisection de la moelle, la modification électrique au-dessus de

(1) Mott. Res. of hemis. of the spin. Cord in Monkeys, *Philos. Transact.*, 1891, Cit. Déjerine et Thomas. — Voir aussi la discussion de ces expér. par Marinesco in *Sem. méd.*, 1896, p. 263.

(2) Gotch et Horsley. On the mammalian nerv. syst., its Funct. and their Localis. determ. by an electr. Meth. *Philosoph. Transact.*, 1891. Cit. Déjerine et Thomas.

(3) Il serait utile d'établir que, chez ces animaux, l'excitation électrique est comparable, pour les voies de conduction intra-médullaire, à l'excitation venue des organes sensitifs périphériques.

l'hémisection est trois fois moins forte que si l'excitation porte du côté opposé.

« En résumé, concluent Déjerine et Thomas, en groupant les données de la physiologie expérimentale (1), on pourrait conclure que l'entrecroisement des voies sensitives n'est pas total dans la moelle ; qu'il existe vraisemblablement un entrecroisement partiel ; que, sur certains animaux, les fibres entrecroisées sont plus nombreuses que les fibres directes ; chez d'autres animaux (le singe et le chat) c'est le contraire. »

Impressionné par toute cette argumentation, Brown-Séquard (2) lui-même a, à la fin de sa vie, abandonné sa première théorie. Il rappelle que la piqûre du cordon postérieur d'un côté peut produire le syndrome ; qu'après une première hémisection cervicale avec hémianesthésie consécutive, si on fait une deuxième hémisection dorsale, l'hyperesthésie remplace l'hémianesthésie et *vice versa* ; que l'hémianesthésie consécutive à une hémisection de la moelle peut disparaître après l'élongation du sciatique du côté anesthésié. Et alors, pour lui, l'anesthésie dans son syndrome devient un fait d'inhibition et l'hyperesthésie un fait de dynamogénie.

Cette opinion, si nettement arrêtée, des physiologistes a un peu ébranlé les cliniciens. Et si Brissaud (3) a continué à défendre et à représenter dans un schéma la dissociation intramédullaire des voies sensitives, Raymond (4) paraît disposé à se rattacher à la dernière opinion

(1) Voir aussi Bottazzi. Sur l'hémis. de la moelle épin. *Riv. sperim. di fren.*, 1896, t. XXI, et *Revue neurol.*, 1896, p. 372.

(2) Brown-Séquard. Rem. à propos des rech. du Dr Mott sur les effets de la sect. d'une moitié latér. de la moelle épin. *Arch. de physiol.*, 1894.

(3) Brissaud. Hémiparapl. spin. avec hémianesth. croisée, syndr. de Brow-Séquard, in Leç. sur les mal. nerv., 1895, p. 246 (leç. du 15 déc. 1893). — Le double syndr. de Brown-Séquard dans la syph. spin. *Progrès méd.*, 1897, nos 29 et 51. — Voir aussi Londe. Double syndr. de Brown-Séquard dans le mal de Pott. *Revue neurol.*, 1898, p. 356.

(4) Raymond. Syndr. de Brown-Séquard d'orig. probabl. syringomyél. (leç. du 28 juin 1895), in Clin. des mal. du syst. nerv.,

de Brown-Séquard, et Déjerine et Thomas, tout en reconnaissant qu'elle est formulée en « termes bien vagues », sont tentés cependant « de prendre en considération la dernière opinion de Brown-Séquard, déjà soutenue d'ailleurs par Vulpian ». Et ils ajoutent : « Quoi qu'il en soit, il est impossible actuellement d'appuyer sur des bases solides une théorie quelconque du syndrome de Brown-Séquard, surtout quand on laisse de côté les schémas (1) pour se placer devant les faits (2). »

Il me semble que la question peut encore être présentée d'une manière moins décourageante.

Sans diminuer en rien la valeur des constatations accumulées par la physiologie expérimentale, il est permis de faire remarquer que toutes ces expériences peuvent établir une seule chose : le mode de transmission intramédullaire des impressions sensitives *chez les animaux*. Mais *chez l'homme* les choses peuvent se passer différemment : la spécialisation des fonctions dans le système nerveux va toujours en croissant, au fur et à mesure qu'on s'élève dans la série animale. Si on admet ce principe que je crois indiscutable, il faut reconnaître que la *méthode anatomoclinique* est la seule qui puisse décider si on doit ou non appliquer à l'homme les conclusions de la physiologie expérimentale.

C'est dire que les *faits cliniques*, s'ils sont assez nombreux et bien observés, gardent leur valeur, à côté et en face des *faits physiologiques*. Or, les faits cliniques me paraissent constituer un groupe absolument éloquent.

1896, t. I, p. 315, et sur un cas d'hémis. traumat. de la moelle (syndr. de Brown-Séquard), leç. du 20 nov. 1896, in Clin. des mal. du syst. nerv., 1898, t. III, p. 508.

(1) Le schéma qui est un moyen indispensable d'enseignement ne me paraît pas si dangereux tant qu'il reste ce qu'il devrait toujours être, jamais un moyen de démonstration, mais seulement un résumé et une expression synthétique, toujours révisable, des faits observés.

(2) Voir aussi les idées de Déjerine dans la thèse (Paris, 1899) de Long sur les Voies centrales de la sensibilité générale.

Aux 24 observations réunies par Brown-Séquard dans son Mémoire de 1863, est venu s'ajouter un très grand nombre de faits nouveaux, dont plusieurs récents et avec autopsie, et tous établissent la réalité du syndrome de Brown-Séquard, c'est-à-dire prouvent que, dans l'hémilésion de la moelle, il y a paralysie motrice directe et anesthésie croisée. Donc, la conclusion me paraît irréfutable, *les choses se passent*, à ce point de vue, *différemment chez l'homme et chez les animaux*.

Si on admet le syndrome de Brown-Séquard comme une *loi clinique* (et la chose paraît certaine), il faut bien admettre l'entrecroisement intramédullaire des conducteurs sensitifs chez l'homme. Nous revenons donc à la première théorie de Brown-Séquard, qui seule explique ou du moins exprime le fait clinique.

L'anesthésie est directe dans la région étroite dont les conducteurs sensitifs sont lésés dès leur entrée dans la moelle avant leur entrecroisement; elle est, au contraire, croisée dans la région plus étendue dont les conducteurs sensitifs sont lésés après leur entrecroisement intramédullaire. L'hyperesthésie se développe par irritation de voisinage dans les régions limitées dont les conducteurs sensitifs passent dans la moelle à côté de la lésion.

En combinant ce que nous venons de dire avec ce que nous avons dit plus haut sur la physiologie pathologique de la dissociation dite syringomyélique, on comprendra la dissociation croisée dans certains cas de Brown-Séquard.

D. — Le *diagnostic différentiel* peut être court. Le syndrome de Brown-Séquard, complet ou incomplet, est en effet caractéristique et correspond toujours au siège médullaire de la lésion.

Un seul cas doit être envisagé et distingué : c'est celui d'une *double lésion*. Le syndrome n'est, en effet, pathognomonique de l'origine médullaire que si on veut expliquer par une seule lésion la paralysie directe et l'anesthésie croisée.

S'il y a double lésion (extramédullaire, radiculaire ou névritique), la distribution des troubles suivra en général le territoire des nerfs, au lieu d'être segmentaire ; de plus, les deux lésions auront en général apparu à des dates différentes et chacune d'elles aura sa symptomatologie propre et indépendante.

II. — DIAGNOSTIC EN HAUTEUR DU SIÈGE DES LÉSIONS MÉDULLAIRES.

1. — PRINCIPES GÉNÉRAUX DU DIAGNOSTIC EN HAUTEUR.

Dans le précédent chapitre, en étudiant la séméiologie des divers systèmes de la moelle, nous avons tâché de faire le diagnostic *en largeur* du siège des lésions médullaires. Il nous reste à indiquer les éléments de ce diagnostic *en hauteur*.

Étant donnée une lésion de la moelle, on peut tirer des divers éléments suivants des renseignements utiles pour ce diagnostic du siège en hauteur :

1° Les *signes extérieurs* de la lésion initiale : fracture, luxation, déviation, gibbosité. Pour donner à ces signes (quand on peut les trouver) toute leur valeur séméiologique de siège médullaire, il faut avoir présente à l'esprit la correspondance entre les apophyses épineuses (partie la plus accessible à l'exploration clinique) et les corps vertébraux et par suite les racines des divers nerfs rachidiens.

Voici les indications que donne Chipault (1) sur les rapports des apophyses épineuses et des origines radiculaires : « Chez l'adulte, à la région cervicale, il faut

(1) Chipault. Sur les rapp. des apoph. épin. avec la moelle, les rac. médull. et les mén. *Th. de Paris*, 1894. — Cit. Raymond. Clin. des mal. du syst. nerv., 1896, t. I, p. 275.

ajouter le chiffre *un* au numéro d'une apophyse déterminée pour avoir le numéro des racines qui naissent à son niveau; à la région dorsale supérieure, il faut ajouter le chiffre *deux;* à partir de la 6ᵉ apophyse dorsale jusqu'à la 11ᵉ, il faut ajouter le chiffre *trois;* la partie inférieure de la 11ᵉ et l'espace interépineux sous-jacent répondent aux trois dernières paires lombaires; la 12ᵉ apophyse dorsale et l'espace sous-jacent, aux paires sacrées (1). »

2° La *paralysie motrice* et l'*anesthésie* fourniront de précieux renseignements par leur distribution et spécialement par leur limite supérieure.

Quand la lésion atteint une tranche entière de moelle, la paralysie et l'anesthésie portent sur tout le domaine au-dessous; mais si la lésion est partielle, les troubles peuvent ne porter que sur la région dont l'innervation dépend de la zone détruite.

3° Une question plus discutable et plus controversée encore aujourd'hui est celle de la valeur séméiologique de l'*état des réflexes*.

A première vue, la chose a paru fort simple aux cliniciens qui ont appliqué l'ancienne formule classique des physiologistes : le pouvoir réflexe de la moelle est augmenté dans les parties que l'on sépare, par une section, des centres supérieurs; le cerveau exerce normalement sur le pouvoir réflexe de la moelle une action inhibitrice; quand une section ou une lésion empêche l'arrivée de cette action inhibitrice, les réflexes sont exagérés au-dessous de la section ou de la lésion. D'autre part, quand la lésion atteint une zone de moelle, les réflexes qui ont leur centre précisément dans cette zone seront naturellement abolis. De là, cette règle clinique qui était d'un puissant secours pour le diagnostic en hauteur du siège d'une lésion médullaire : *quand une lésion occupe une*

(1) On trouvera à la page 657 du Traité d'anat. hum. de Testut, 3ᵉ édit., 1891, t. II, un tableau complet des « origines spinales des nerfs rachidiens rapportées aux apophyses épineuses ».

tranche de moelle, il y a exagération des réflexes qui ont leurs centres au-dessous de la lésion et il y a abolition des réflexes qui ont leurs centres au niveau de la lésion. C'est la loi classiquement appliquée dans les myélites transverses et dans les compressions de la moelle.

Mais il y a des faits qui paraissent infirmer cette loi. En 1890, Bastian (1) a publié quatre cas dans lesquels la moelle cervicale ou dorsale était détruite en totalité et où les réflexes étaient abolis, la vessie et le rectum restant seuls indemnes. A partir de ce moment, l'attention a été attirée sur la paraplégie flaccide de certaines myélites transverses et de certaines compressions de la moelle, et divers cas ont été publiés, d'abord par Bowlby, Booth, Babinski (2) et nous-même (3). Déjà Vulpian (4) avait mentionné la disparition des réflexes dans les cas de myélite transverse où la lésion est profonde et Kadner (1876), Weiss (1878), Kahler et Pick (1880), Schwarz (1882), Thorburn (5) (1887-1888), avaient publié des cas analogues. Plus récemment ont paru les observations de Jackson (1892), Bruns (1893), Gerhardt (1894), Hitzig (1894), Egger (1895), Hoche (1896), Habel (1896) et les Mémoires importants de van Gehuchten (6), de Marinesco (7) et de Brissaud (8).

(1) Bastian. *Brit. med. Journ.*, 1890, p. 480. Anal. in *Rev. des sc. méd.*, t. XXXVI, p. 520. — Premiers trav. du même sur ce sujet en 1882 et 1886.
(2) Babinski. Parapl. flasque par compress. de la moelle. *Arch. de méd. expérim.*, 1891, p. 228.
(3) Mal de Pott et parapl. flasque anesthés. (leç. de 1893), in Leç. de clin. méd., 1896, 2e série, p. 372.
(4) Cit. Brissaud.
(4) Cit. Brissaud.
(5) Cit. Van Gehuchten.
(6) Van Gehuchten. Le mécan. des mouv. réfl. Un cas de compress. de la moelle dors. avec abolit. des réfl. *Journ. de neurol.*, 1897, p. 262, 282, 302 et 322; et Etat des réfl. et anat. pathol. de la moelle lombosacrée dans les cas de parapl. flasque dus à une lés. de la moelle cervicodors. *Ibid.*, 5 juin 1898.
(7) Marinesco, Sur les parapl. flasques par compression de la moelle. *Sem. méd.*, 1898, p. 150.
(8) Brissaud, La parapl. flaccide par compress. *Revue neurol.*, 1898, p. 350; et Congrès d'Angers, août 1898. (*Ibid*, p. 589.)

De tous ces documents, il faut conclure que l'ancienne loi classique des réflexes n'est plus vraie, et que, dans un certain nombre de cas, il y a abolition des réflexes dont les centres médullaires sont situés au-dessous de la lésion. L'accord est moins facile quand il s'agit de donner la théorie de ces faits.

Bastian a pris le contrepied de la théorie classique : à l'état normal, l'action des centres supérieurs est nécessaire à la réflectivité médullaire; quand cette action dynamogénique est supprimée par une section ou une lésion complète, tous les réflexes au-dessous sont abolis; les réflexes ne sont conservés ou exagérés que si la destruction transverse de la moelle n'est que partielle. Cette théorie explique très bien tous les faits nouveaux de paraplégie flaccide, mais a le grand tort de ne tenir aucun compte des faits de paraplégie spastique : or, ces faits (comme les observations des physiologistes chez les animaux) existent, sont peut-être encore la majorité. A l'encontre de l'opinion de Marinesco, Brissaud a montré qu'il y a des faits de lésion transverse et complète, vérifiés par l'autopsie, avec conservation ou exagération des réflexes. Tels sont ceux de Gerhardt, de Senator et celui que Brissaud a communiqué au Congrès d'Angers. — Donc, la théorie de Bastian est aussi impossible à soutenir que l'ancienne théorie classique : l'une et l'autre sont trop exclusives et aucune n'explique la totalité des faits.

La théorie de van Gehuchten dérive de celle de Bastian; seulement le professeur de Louvain ajoute la notion de la double voie corticospinale, maintenant le tonus médullaire par action des centres supérieurs : voie directe inhibitrice, voie indirecte (par le cervelet) excitatrice (1) : la lésion des faisceaux pyramidaux exagère les

(1) Ces idées ont été développées récemment par VAN GEHUCHTEN (*Congrès de Paris* et *Le Névraxe*) ; le centre des réflexes tendineux et du tonus serait dans le noyau rouge, tandis que le centre des réflexes cutanés serait plus haut, peut-être dans l'écorce cérébrale.

réflexes; la lésion totale de la moelle supprime tous les réflexes. Cette théorie est passible des mêmes objections que celle de Bastian.

La théorie définitive ne paraît pas trouvée; cependant Brissaud a montré que dans un grand nombre d'observations de paraplégie flaccide on peut démontrer l'altération des nerfs ou des cellules médullaires au-dessous de la lésion, c'est-à-dire au niveau de la paralysie. Si cette manière de voir était acceptée, l'ancienne théorie classique persisterait. Quand la lésion est cervicodorsale, les réflexes de la région lombaire seraient exagérés tant qu'il n'y aurait pas de lésion secondaire des nerfs ou des cellules lombaires; quand cette lésion secondaire existerait, les réflexes ayant leurs centres dans cette région seraient naturellement abolis. C'est ce que j'exprimais théoriquement, en 1893, quand je disais (1) : « La gibbosité occupant la région cervicale ou dorsale, la paraplégie peut être dorsolombaire par son allure », et par sa lésion secondaire, ajoute Brissaud. Pierret (2) a accepté cette manière de voir et affirmé « que le défaut de contracture secondaire ne peut être attribué qu'à la névrite périphérique ».

Quoi qu'il en soit de ces théories encore discutables, retenons que, en fait, les réflexes ne sont pas toujours exagérés ou même conservés au-dessous de la lésion. Donc, quand ils sont exagérés, on peut tirer parti de la chose pour le diagnostic en hauteur du siège de la lésion médullaire; mais quand ils sont abolis, on ne peut pas toujours les utiliser pour le diagnostic dont nous poursuivons l'étude.

4° Cela dit, nous devons étudier successivement la séméiologie : du cône médullaire, de la moelle sacrée,

(1) Leç. citée sur le mal de Pott et la parapl. flasque anesth., p. 394.
(2) Pierret. Congrès d'Angers, août 1898, p. 583. *Revue neurol.*, 1898, p. 583.

de la moelle lombaire, de la moelle dorsale, de la moelle brachiale et de la moelle cervicale.

Les syndromes à parcourir se divisent en deux groupes (1) : les syndromes à distribution radiculaire et les syndromes à distribution métamérique ou segmentaire (2).

On discute encore pour savoir si la localisation médullaire est *radiculaire* ou *segmentaire*. Déjerine (3) veut qu'elle soit exclusivement radiculaire ; van Gehuchten (4), qu'elle soit exclusivement segmentaire. Je crois que ces deux auteurs ont raison dans la partie affirmative et positive de leurs assertions, qui ne sont pas contradictoires.

Des faits positifs prouvent que la localisation médullaire peut être *segmentaire*. Pour la sensibilité (5), ces faits ont été observés dans la syringomyélie surtout, mais aussi dans la pachyméningite cervicale hypertrophique, les compressions de la moelle (Pott), les myélites (traumatique, transverse) et certains cas de tabes. — Pour la motilité, j'ai cité (6) un cas personnel de tremblement segmentaire dans la sclérose en plaques, des cas d'amyotrophie segmentaire de Crocq fils, van Gehuchten, Greeme Hammond, Marinesco, Joseph Collins et l'observation de Flatau (ancienne désarticulation de l'épaule). On y joindra les faits cités dans le travail de van Gehuchten et Nelis et notamment les observations faites par Sano, van Gehuchten et de Buck sur les moelles d'anciens amputés (7).

(1) Pour la moelle sacrée, je confonds la description en un seul symptôme, le syndrome radiculo-segmentaire.

(2) « Segmentaire » veut dire ici symptôme se distribuant « par segment de membre ».

(3) Déjerine, Traité de Pathol. génér. de Bouchard, t. V, 1901, p. 789 et 959.

(4) Van Gehuchten et Nelis. *Journ. de neurol.*, 1899, p. 301.

(5) Voir mes Leçons sur la distribution segmentaire des symptômes en séméiol. médull. *Nouveau Montpellier médical*, 1899.

(6) *Anatomie clinique*, p. 21.

(7) Voir aussi le très récent travail de de Neef. Rech. expériment. sur les localisations motrices médullaires chez le lapin et le chien. *Le Névraxe*, 1900, p. 69.

Des faits non moins positifs prouvent que la localisation médullaire peut aussi être radiculaire. J'ai cité (1) notamment des faits démonstratifs de Déjerine et de van Gehuchten. On peut y joindre tous les documents contenus dans le dernier travail cité de Déjerine.

Donc, les deux localisations existent : cela dépend des cas.

Une question plus délicate est de savoir où siègent, dans la moelle, les centres radiculaires et les centres segmentaires. Pour les centres radiculaires, il faut sans hésitation les mettre dans les cornes antérieures, à l'entrée des racines antérieures (peut-être sont-ils même formés de centres spéciaux pour chaque muscle (2), comme le voudrait Sano). Quant aux centres segmentaires, il est probable qu'ils sont aussi dans les cornes antérieures : les faits d'amyotrophie notamment semblent l'établir. Van Gehuchten les place plus spécialement dans le groupe postérolatéral de ces cornes antérieures.

Il y aurait donc à la fois dans les cornes antérieures le neurone moteur d'émission et le dernier neurone de relais.

(1) *Anatomie clinique*, p. 28, note 8.

(2) Je crois qu'il faut même arriver à admettre trois groupements successifs des cellules antérieures : un premier groupement correspondant aux nerfs (*type périphérique*) : à ce type appartiennent les polynévrites motrices, qui s'accompagnent toujours d'une certaine lésion cellulaire, un second groupement correspondant aux racines (*type radiculaire*) et enfin un troisième groupement correspondant aux segments de membres (*type segmentaire*).

2. — LE SYNDROME RADICULOSEGMENTAIRE DU CONE MÉDULLAIRE (1).

Les anatomistes (2) limitent le *cône* terminal en haut entre la dernière paire sacrée et la première paire coccygienne. Les cliniciens y comprennent les deux (Raymond) ou les trois (Müller) dernières paires sacrées. En faveur de cette dernière délimitation, Müller a donné des arguments tirés de la structure histologique : les racines antérieures y deviennent rares et les faisceaux pyramidaux disparaissent.

Nous adoptons donc cette définition du cône : la partie la plus inférieure de la moelle (3) d'où naissent les trois dernières paires sacrées (3e, 4e et 5e) et les nerfs coccygiens.

Pour retenir philosophiquement la distribution des nerfs du cône, il faut placer l'homme à quatre pattes; alors le domaine sensitif de ces nerfs est le plan le plus postérieur du corps (sacrum, coccyx, anus et périnée); au point de vue moteur, ce sont aussi les muscles des régions analogues.

Cela posé, voici (d'après Wichmann) (4) les symptômes

(1) Voir mes Leç. sur les paral. nucléaires des nerfs sacrés, in Leç. de clin. méd., 1898, 3e série, p. 219; Dufour. Contrib. à l'étude des nerfs de la queue de cheval et du cône terminal. (*Th. de Paris*, 1896; Raymond. Sur les lés. de la queue de cheval. 14 et 21 déc. 1894) et hématomyélie du cône terminal (24 mai 1895), in Leç. sur les mal. du syst. nerv., 1896, t. I, p. 252 à 314. Muller. Untersuch. üb. d. Anat. u. Pathol. d. untersten Ruckenmarksabsch. (Clin. méd. du prof. Strümpell à Erlangen). *D. Zeitschr. f. Nervenh.*, t. XIV, p. 1, (22 déc., 1898). Bonne bibliogr., p. 88, et Schémas intéressants, pl. I et II.

(2) Charpy, in Traité d'anat. hum. de Poirier.

(3) On pourrait rattacher au cône médullaire le filum terminal. Mais si, pour l'anatomiste, ce filum représente une moelle coccygienne ou caudale, plus ou moins rudimentaire, on peut dire qu'il n'existe pas pour le clinicien; à ce niveau, il n'y a plus pour lui que la queue de cheval.

(4) Ralf. Wichmann. Die Rückensmarksnerven und ihre Segmentbezüge. Berlin, 1900.

moteurs et sensitifs de la lésion de ce segment de la moelle, qui est situé au niveau de la 2e vertèbre lombaire :

CONE MÉDULLAIRE		SYMPTOMES MOTEURS	SYMPTOMES SENSITIFS
	5e *Segment sacré*	Rien.	Petite zone d'anesthésie sur le coccyx et à côté.
	4e *Segment sacré*	Parésie du releveur et du sphincter de l'anus et du détrusor urinæ.	Petite zone anesthésique sur le sacrum (partie inférieure), marge de l'anus et partie adjacente des fesses, coccyx et anus.
	3e *Segment sacré*	Paralysie du releveur et du sphincter de l'anus et du détrusor urinæ. Parésie du rectum : rétention des matières. Rétention d'urine, plus tard miction goutte à goutte. Absence d'éjaculation. Erections encore possibles, mais affaiblies. Réflexe crémastérien conservé.	Anesthésie de la région sacrée, de la plus grande partie des fesses, de la marge de l'anus, du coccyx, du périnée, de l'anus, de la partie inférieure et postérieure du scrotum (grandes lèvres) et du pénis, de la partie supérieure et postérieure de la cuisse : anesthésie en culotte. Testicule sensible à la pression.

Ce tableau rend inutile la description détaillée du syndrome du cône médullaire (1) : il est essentiellement constitué par des troubles de la miction et de la défécation (constipation opiniâtre ou relâchement, rétention ou incontinence d'urine), l'absence d'érections et l'anesthésie du pénis, de l'urètre, du scrotum, du périnée, de l'anus, du coccyx et du sacrum. — Il va sans dire que

(1) Raymond cite les faits de Lachmann (1882), Kirchhoff (1881) et Oppenheim (1889). Lubovitch (1894, *Revue neurol.*, 1895, p. 20) et Peterson (1895, *Revue neurol.*, 1895, p. 412) ont contesté qu'une lésion limitée au seul cône ait pu déterminer la paralysie complète de la vessie et du rectum.

ce tableau est plus ou moins complet, suivant les cas.

Les causes morbides qui peuvent déterminer ce syndrome sont : le traumatisme (chute sur le siège, coup de feu déterminant une fracture, une hémorragie), les tumeurs (Raymond nomme les lipomes myxomateux, les sarcomes, les gliomes, les lymphangiomes caverneux, les cancers médullaires), la syphilis, la tuberculose, les hémorragies méningées, etc. (Dufour).

Quant au *diagnostic différentiel*, il est à faire avec les lésions de la queue du cheval : il sera mieux placé après l'étude du syndrome de la moelle sacrée.

3. — LE SYNDROME RADICULOSEGMENTAIRE DE LA MOELLE SACRÉE (1).

La *moelle sacrée* n'a rien à voir, comme siège, avec le sacrum. Elle correspond au corps de la première vertèbre lombaire et donne naissance aux premières paires sacrées et à la dernière paire lombaire. Voici les symptômes moteurs (2) et sensitifs de la lésion de cette région, encore d'après Wichmann :

(1) Voir les travaux déjà cités pour le syndrome du cône médullaire.

(2) Sano (*Journ. de neurol.*, 1897, p. 277) place le centre des muscles du pied et des muscles de la jambe dans une colonne de la 1e sacrée à la 5e lombaire ; le centre des fessiers, de la 2e sacrée à la 5e lombaire ; celui du quadriceps fémoral, de la 4e à la 2e lombaire ; celui des muscles abdominaux, de la 1re lombaire et au-dessus... Ces résultats ont été discutés à la Soc. belge neurol. — Van Gehuchten et de Buck (*Revue neurol.*, 1899, p. 510) concluent de leurs recherches : « 1o les noyaux d'innervation des muscles de la jambe et du pied occupent la partie postérieure des cornes antérieures de la moelle et s'étendent depuis la partie supérieure du 5e segment lombaire jusque vers l'extrémité inférieure du 4e segment sacré ; 2o il existe deux grands noyaux d'innervation de ce segment du membre inférieur : un premier noyau très grand, comportant probablement plusieurs subdivisions, s'étend de l'extrémité supérieure du 3e segment lombaire jusqu'à la partie inférieure du 3e segment sacré ; un second noyau, également assez volumineux, surtout vers son milieu, mais semblant unique, commence, en arrière du premier, à partir du 2e segment sacré et s'étend jusque vers l'extrémité inférieure du 4e segment sacré ».

		SYMPTÔMES MOTEURS	SYMPTÔMES SENSITIFS
MOELLE SACRÉE	*2e Segment sacré*	Paralysie du releveur et du sphincter de l'anus, du détrusor urinæ. Absence d'éjaculation et d'érection. Parésie des rotateurs en dehors de la cuisse (muscles piriforme, obturateur interne, jumeau supérieur), du grand fessier (recul de la cuisse difficile). Flexion de la jambe affaiblie (biceps fémoral), quand le malade est sur le ventre ou sur le côté. Flexion plantaire du pied difficile (gastrocnémien et soléaire). Station sur les orteils difficile. Soulèvement difficile du bord interne du pied (tibial postérieur). Paresse de tous les petits muscles du pied.	Anesthésie du sacrum, de la région fessière, du coccyx, de la marge de l'anus, des organes génitaux (la racine du scrotum et le pénis peuvent rester intacts); de la partie postérieure de la cuisse jusqu'au jarret. Hypesthésie de la face postérieure et moyenne de la jambe, de la région du tendon d'Achille, de la moitié latérale de la plante du pied, du bord latéral et du petit orteil sur le dos du pied.
	1er Segment sacré	Paralysie de l'anus, de la vessie, des organes génitaux comme pour le 2e segment sacré. Rotation en dehors de la cuisse difficile, pourtant possible par la fonction des autres rotateurs. Mouvements des orteils très difficiles par la paralysie des adducteurs et court fléchisseur du gros orteil, 1er, 2e, 3e et 4e interosseux externe dorsal, 1er, 2e et 3e interosseux interne plantaire, 3e et 4e lombricaux, abducteur et opposant du 5e orteil. Parésie des rotateurs en dehors de la cuisse : grand fessier, obturateur interne, jumeau supérieur. Rotation en dedans difficile : biceps, demi-membraneux, demi-tendineux, poplité. Flexion plantaire difficile : gastrocnémien, soléaire. Soulèvement du bord interne du pied difficile : tibial postérieur. Soulèvement et flexion dorsale du bord externe du pied : péronier. Extension et flexion des orteils très difficiles : longs fléchisseurs et extenseurs.	Anesthésie comme pour le 2e segment sacré. Et en plus : face postérieure et moyenne de la jambe, région du tendon d'Achille, moitié latérale de la plante du pied, bord latéral du dos du pied et du petit orteil. Hypesthésie de la face externe de la jambe au-dessous du genou, de la moitié médiane de la plante du pied, dos du pied, partie externe de la face antérieure de la jambe. Absence du réflexe du tendon d'Achille et du réflexe plantaire.

		SYMPTÔMES MOTEURS	SYMPTÔMES SENSITIFS
MOELLE SACRÉE	*5e Segment lombaire*	Paralysie de la vessie, du gros intestin, des organes génitaux, comme ci-dessus; des rotateurs en dehors de la cuisse : piriforme, obturateur interne. Forte parésie des jumeaux, des rotateurs en dedans : moyen et petit fessiers et tenseur du fascia. Impossibilité de retirer la cuisse en arrière : grand fessier. Forte parésie du biceps, semitendineux et semimembraneux : flexion de la jambe. Flexion plantaire du pied très affaiblie. Flexion des orteils impossible. Forte parésie de l'extension des orteils, cependant faible flexion dorsale, encore possible, notamment du gros orteil. Soulèvement difficile du bord interne du pied (tibial antérieur) et du bord externe (péronier). Péroniers paralysés.	Anesthésie du sacrum, de la région fessière, des parties génitales, de la face postérieure moyenne de la cuisse et de la jambe, du côté postérolatéral de la jambe, de la région du tendon d'Achille, de toute la plante du pied, de la moitié antérieure externe latérale de la jambe jusqu'au genou.

Pour synthétiser encore ce tableau, plaçons, comme pour le cône, l'homme à quatre pattes et de plus plaçons le membre inférieur dans sa position primitive (tourné en dehors de 90° sur la position définitive), la face interne et le gros orteil en avant : on voit que la moelle sacrée, présidant à la sensibilité des faces postérieure et externe du membre inférieur, correspond à une longue tranche postérieure de ce membre inférieur (plante des pieds comprise) ; les muscles (rotation en dehors, flexion de la jambe et extension du pied) sont aussi ceux de la tranche postérieure.

Les douleurs, quand il y en a, seront dans le domaine du sciatique. Seulement, pour apprécier la valeur séméiologique d'une douleur au point de vue du siège, il faut se rappeler que c'est là un phénomène d'excitation et non de destruction, que, par suite, le siège d'une douleur indique souvent un point voisin de la région lésée plutôt que le point altéré lui-même.

Pour compléter le syndrome, il faut connaître les *réflexes* qui ont leur centre au-dessous et au niveau de la moelle sacrée.

Nous savons déjà que dans le cône sont les centres des réflexes sphinctériens anovésicaux et des réflexes génitaux. Dans les lésions de la moelle sacrée, ces réflexes seront souvent exagérés (rétention, priapisme), d'autres fois diminués ou abolis (incontinence, impuissance).

Dans la moelle sacrée sont les centres des réflexes plantaire et du tendon d'Achille.

Le réflexe plantaire est un réflexe cutané que nous avons étudié plus haut, à propos de son altération qualitative décrite par Babinski. A l'état normal, il se traduit, d'après ce dernier auteur (1), par la flexion générale de la cuisse sur le bassin, de la jambe sur la cuisse et des orteils sur le métatarse. Brissaud (2) a étudié les manifestations les plus légères de ce réflexe et les a montrées dans la contraction isolée des adducteurs (adduction de la pointe du pied) et surtout dans la contraction isolée du tenseur du fascia lata. Ganault (3) a confirmé les conclusions de Brissaud et ajoute, pour d'autres cas, la contraction de quelques muscles propres du pied.

Le centre de ce réflexe plantaire est dans la moelle sacrée : centre des deuxième et troisième racines sacrées quand il ne s'agit que de mouvements limités aux orteils, cinquième segment lombaire quand il y a contraction du tenseur du fascia lata, ensemble de la moelle sacrée quand l'excitation plantaire entraîne tout le réflexe fléchisseur du membre inférieur.

(1) Babinski. *Soc. de Biol.*, 22 févr. 1896. Cit. Ganault.
(2) Brissaud. Le réfl. du fascia lata. *Gaz. hebdom.*, 1896, p. 253.
(3) Ganault. Contr. à l'étude de quelques réfl. dans l'hémipl. de cause organ., 1898, p. 86.

Voilà un premier réflexe qui sera aboli dans les lésions destructives de la moelle sacrée.

Le réflexe du tendon d'Achille a son centre dans le premier segment sacré (Gowers) (1). Lui aussi sera aboli dans des lésions destructives de la moelle sacrée.

Avec l'ensemble de ces considérations sur les troubles nerveux, l'anesthésie et l'état des réflexes, on a le syndrome entier de la moelle sacrée.

Le *diagnostic différentiel* de ce syndrome de la moelle sacrée a pour objet de le distinguer du syndrome de la queue de cheval. C'est parfois fort difficile, du moins quand il s'agit de la portion inférieure de la queue de cheval, celle qui correspond au sacrum; car, dans sa partie supérieure, elle comprend à la fois les racines lombaires et les racines sacrées, et le diagnostic est plutôt à faire avec le syndrome de la moelle lombaire. Mais, dans sa partie inférieure, la queue de cheval ne comprend que les racines sacrées, et dès lors ses altérations donneront la même symptomatologie que les altérations des centres de ces racines. C'est, pour les nerfs sacrés, le problème (qui se pose pour tous les nerfs) du diagnostic différentiel entre les paralysies nucléaires et les paralysies radiculaires (ou névritiques, car ici les lésions radiculaires sont des lésions névritiques intrarachidiennes).

Rien ne prouve mieux la difficulté de ce diagnostic que le fait du malade chez lequel Erb (2) admit une lésion de la queue de cheval et à l'autopsie duquel, sept ans plus tard, Schultze (3) constatait une lésion de la moelle. Aussi Bechterew (4) pense-t-il « qu'il est impos-

(1) Gowers. Cit. Sternberg.

(2) Erb. Ueb. Spinallahm (poliomyel. anter. acuta) bei Erwachs. u. ub. verw. spin. Erkrank. *Arch. f. Psych.*, 1875, t. V, p. 768. Obs. VI.

(3) Schultze. Z. different. Diagn. d. Verletz. d. Cauda eq. und. Lendenanschw. *D. Zeitschr. f. Nervenh.*, 1894, t. V, p. 147.

(4) Bechterew. Cit. Dufour, *loc. cit.*, p. 62.

sible de savoir si une altération intéresse la moelle ou les racines auxquelles le segment médullaire donne naissance ».

Je crois cependant ce diagnostic possible, au moins dans certains cas (1).

Rien n'est à tirer à ce point de vue des anesthésies, paralysies ou amyotrophies : c'est le même tableau pour les mêmes nerfs, quelle que soit la hauteur de la lésion. La réaction de dégénérescence, la symétrie des troubles, la cause, le début et l'évolution de la maladie ne peuvent en rien non plus éclairer ce diagnostic.

Je crois, au contraire, utile la considération des quatre ordres suivants de symptômes :

1. Les signes objectifs et souvent extérieurs, qui indiquent le siège et la hauteur de la lésion : douleurs spontanées (2) ou provoquées, gibbosité, déplacement. Ces signes, souvent très précieux, n'ont pas une valeur absolue : une hémorragie intrarachidienne posttraumatique peut ne pas se produire, et surtout séjourner au lieu même du traumatisme. Dufour a même fait remarquer que la disposition de la dure-mère protège, dans la queue de cheval, beaucoup plus les racines lombaires que les racines sacrées (3).

2. La dissociation des réflexes, quand elle existe : je veux dire l'abolition de certains réflexes et l'exagération d'autres au-dessous (4).

3. Le syndrome de Brown-Séquard, quand il existe (ce qui est assez fréquent) : l'anesthésie plus marquée

(1) Voir mes Leç. citées sur les paral. nucléaires des nerfs sacrés, p. 269.

(2) Les douleurs sont plus fréquentes dans les lésions de la queue de cheval que dans les lésions de la moelle sacrée.

(3) Le sac dural se termine au niveau de la 2ᵉ vertèbre sacrée et à partir de ce point les racines sacrées (portion inférieure de la queue de cheval) sont plus exposées, notamment aux hémorragies extradurales, qui ne pouvant pas filtrer à travers la dure-mère se collecteraient plus bas dans le canal sacré.

(4) Nous retrouverons mieux ce signe à propos de la moelle lombaire.

d'un côté, la paralysie plus marquée de l'autre, prouvent l'origine médullaire.

4. La dissociation dite syringomyélique, quand on peut la constater, reste un bon signe d'origine médullaire, malgré les faits que nous avons cités plus haut, et dans lesquels ladite dissociation aurait été produite par de la névrite.

4. — LE SYNDROME RADICULAIRE DE LA MOELLE LOMBAIRE.

La *moelle lombaire*, qui correspond aux quatre premières racines lombaires, est au niveau du corps des 10e, 11e et 12e vertèbres dorsales. Voici ses symptômes moteurs et sensitifs, toujours d'après Wichmann :

MOELLE LOMBAIRE	SYMPTOMES MOTEURS	SYMPTOMES SENSITIFS
4e Segment lombaire	Vessie, gros intestin, organes génitaux comme ci-dessus. Impossibilité de la rotation en dehors (parésie de l'obturateur externe), de la rotation en dedans et de la traction en arrière de la cuisse, de la flexion du genou, de la flexion plantaire du pied, de la flexion et de l'extension des orteils, du soulèvement des bords interne et externe du pied. Parésie de l'extension de la jambe, du droit fémoral, du vaste latéral et du vaste intermédiaire ; de l'adduction de la cuisse (adducteur grand, petit, bref, gracile).	Anesthésie du sacrum, de la région fessière, des parties génitales, de la face postérieure moyenne de la cuisse et postérieure moyenne et externe de la jambe ; de tout le pied (dos et plante), de la moitié latérale de la face antérieure de la jambe. Hypesthésie de la face interne de la jambe sur le côté antérieur et postérieur, de la moitié inférieure de la face interne de la cuisse.
3e Segment lombaire	Vessie, gros intestin, organes génitaux comme ci-dessus. Paralysie des rotateurs, en dehors et en dedans, de la cuisse, tracteurs de la cuisse en arrière, fléchisseurs du genou, fléchisseurs plantaires du pied, fléchisseurs et extenseurs des orteils, releveurs du pied.	Anesthésie : sacrum, fesses, milieu de la face postérieure de la cuisse, toute la jambe et le pied du côté antérieur et postérieur, moitié inférieure de la face interne de la cuisse. Hypesthésie : toute la face antérieure et moitié supérieure de la face interne

		SYMPTOMES MOTEURS	SYMPTOMES SENSITIFS
MOELLE LOMBAIRE	*3e Segment lombaire*	Parésie très forte des extenseurs du genou (vaste latéral complètement paralysé), des adducteurs de la cuisse, des fléchisseurs de la cuisse. Soulèvement et rotation en dehors de la cuisse encore possible, dans le décubitus dorsal, par le psoas iliaque, le pied et la jambe restant sur le lit; impossible de reétendre la cuisse.	de la cuisse. Hypesthésie plus légère sur toute la face externe de la cuisse jusqu'au grand trochanter. Absence des réflexes rotuliens. Le clonus du pied peut persister.
	2e Segment lombaire	Paralysie complète de tous les muscles de l'extrémité inférieure à la seule exception du psoas, qui est fortement parésié.	Anesthésie de toute la partie postérieure du membre inférieur à partir du sacrum et de toute la partie antérieure depuis l'aine. Exception pour le domaine du fémorocutané externe dans sa moitié supéroantérieure et le domaine du lumboinguinal, qui sont simplement hypesthésiés. Absence du réflexe rotulien; réflexe du tendon d'Achille augmenté ou absent; réflexe crémastérien absent. Sensibilité du testicule conservée.
	1er Segment lombaire	Paralysie totale de tous les muscles de l'extrémité inférieure, y compris le psoas.	Anesthésie de toute l'extrémité inférieure en avant et en arrière; au-dessous de l'apophyse épineuse de la 5e vertèbre lombaire en arrière, de l'épine iliaque antérieure et supérieure et du ligament de Poupart en avant. Réflexe rotulien conservé ou exagéré; absent (?) dans la destruction transversale totale de la moelle. Absence du réflexe crémastérien. Réflexe du tendon d'Achille augmenté ou absent.

En plaçant l'homme comme pour la moelle sacrée, à quatre pattes et le membre inférieur dans la position primitive, nous voyons que la moelle lombaire préside à la sensibilité des faces interne et antérieure, c'est-à-dire du segment antérieur du membre inférieur et à la motilité des mêmes régions (adducteurs, rotateurs en dedans, extenseurs de la jambe).

Pour résumer la distribution de ces trois segments de moelle, on voit que l'homme étant mis dans la position ci-dessus, les trois segments de moelle qui sont en avant l'un de l'autre (le cône en arrière, la moelle sacrée au milieu, la moelle lombaire en avant) innervent respectivement trois segments placés aussi l'un au-devant de l'autre : le cône innerve le segment caudal (ou du siège), la moelle sacrée innerve la partie postéro-externe du membre inférieur, et la moelle lombaire innerve la partie antéro-interne du membre inférieur.

Ces vues synthétiques aideront à fixer dans la mémoire cette distribution sensitivomotrice des trois premiers segments (inférieurs) de la moelle.

En tout cas, du tableau ci-dessus on déduira facilement le syndrome qui se produit quand la tranche entière de la moelle lombaire est atteinte. D'un mot, c'est la paraplégie complète, avec anesthésie remontant à la partie inférieure du ventre, troubles sphinctériens, et souvent escarre au sacrum. L'amyotrophie, quand elle existe, se limite aux muscles que le tableau nous donne comme directement innervés par la moelle lombaire : les muscles qui dépendent de la moelle sacrée sont paralysés, parce que leurs communications avec le cerveau sont interrompues ; mais ils échappent à l'atrophie parce que leur centre médullaire n'est pas altéré. Quand il y a de la douleur, elle est en général aux limites de la lésion : en haut, sous forme de névralgie iléolombaire ; en bas, sous forme de névralgies crurales ou sacrées.

Au point de vue des réflexes, nous avons, comme toujours, à distinguer les réflexes dont le centre est au-dessous de la lésion et ceux dont le centre est au niveau de la lésion.

Dans le premier groupe nous avons les réflexes sphinctériens, le tonus des muscles innervés par la moelle sacrée, le réflexe plantaire et le réflexe du tendon d'Achille. Quand (ce qui est le plus fréquent) ces réflexes sont exagérés, c'est la paraplégie spastique (du moins dans le domaine sacré), c'est-à-dire que les contractures portent le pied en équin : il y a de la trépidation épileptoïde et de la rétention d'urine et des matières fécales.

Quant aux réflexes ayant leur centre dans la moelle lombaire même, le principal est le réflexe rotulien. C'est par les racines du plexus lombaire que s'établit l'arc (1). Les racines dont l'intégrité paraît nécessaire pour le maintien du réflexe rotulien sont : chez le lapin (Tschiriev) la 6e lombaire, chez le chien (Westphal) les 5e, 6e et 7e lombaires, chez l'homme (Gowers) les 2e, 3e et 4e lombaires. C'est donc bien dans la moelle lombaire qu'est le centre de ce réflexe. Donc, l'abolition du réflexe rotulien pourra faire partie du syndrome de la moelle lombaire. Comme, d'autre part, nous avons vu qu'avec le même siège de lésion médullaire le réflexe du tendon d'Achille peut être exagéré, on aura cette dissociation étrange dont nous avons publié un exemple (2) : d'une part abolition du réflexe rotulien (3), de l'autre au même membre trépidation épileptoïde.

Un autre réflexe (celui-ci cutané) a aussi son centre

(1) Voir Sternberg. D. Sehnenrefl. u. ihre Bedeut. f. d. Pathol. d. Nervensyst., 1893, p. 31.

(2) Leç. de clin. méd., 1898, 3e série, p. 232.

(3) On pourrait parler ici du réflexe contralatéral des adducteurs de P. Marie. Ce réflexe (voir la Th. citée de Ganault, p. 50) est provoqué par la percussion du tendon rotulien et peut persister alors que le réflexe rotulien ordinaire est aboli, mais la condition pathogénique intramédullaire de ce phénomène n'est pas encore assez nettement établie pour que nous nous y étendions ici. Il en est de même du réflexe rotulien paradoxal, c'est-à-dire des sujets chez lesquels la percussion du tendon rotulien fait fléchir la jambe au lieu de la soulever.

dans la moelle lombaire : c'est le réflexe crémastérien (1). On détermine la brusque élévation du testicule en exerçant une friction ou une pression brusque sur la peau de la partie supéro-interne de la cuisse ou mieux au niveau de l'anneau du 3ᵉ adducteur. Chez la femme il y aurait un réflexe de l'aine (Geigel) analogue : contraction des fibres les plus inférieures de la paroi abdominale. Le centre de ce réflexe serait dans la moelle lombaire (1ᵉʳ et 2ᵉ segments).

Comme le réflexe rotulien, le réflexe crémastérien peut donc être aboli dans les lésions de la moelle lombaire et cette abolition peut contraster avec le maintien ou même l'exagération du réflexe du tendon d'Achille et du réflexe plantaire.

Le *diagnostic différentiel* est ici bien plus facile que pour la moelle sacrée. Car la lésion de la queue de cheval ne peut guère produire la paraplégie complète avec troubles sphinctériens. La question ne se posera même que quand le syndrome de la moelle lombaire sera réduit et incomplet.

On se basera alors sur les mêmes principes que nous avons donnés plus haut pour la moelle sacrée : les signes objectifs et extérieurs pouvant indiquer sur la colonne le siège de la lésion, la dissociation des réflexes (très importante), le syndrome de Brown-Séquard (fût-il seulement indiqué) et la dissociation dite syringomyélique des sensibilités.

5. — LE SYNDROME MÉTAMÉRIQUE OU SEGMENTAIRE DE LA MOELLE LOMBOSACRÉE.

Tout ce que nous venons de dire dans les paragraphes 2, 3 et 4 est basé sur la distribution des racines. C'est donc la séméiologie radiculaire. Ce sont les *syndromes radiculaires de la moelle lombosacrée.* A côté de

(1) Voir GARAULT. Th. citée, p. 3.

cela, il faut envisager aussi le *syndrome métamérique de la moelle lombosacrée*.

Ce qui caractérise le symptôme métamérique, c'est qu'il est *segmentaire* : il s'agit le plus souvent ici d'une anesthésie complète ou dissociée : elle ne correspond alors ni à une distribution de nerf ni à une distribution de racine, mais à un *segment de membre*; sa limite supérieure est une ligne circulaire perpendiculaire à l'axe du membre.

Quand cette anesthésie segmentaire est limitée au pied, elle peut se confondre avec une anesthésie nerveuse ou radiculaire (plexus sacré); quand elle est étendue à la totalité du membre inférieur, elle peut se confondre avec une anesthésie de tout le plexus lombosacré. Mais, quand elle comprend, par exemple, toute la partie inférieure des membres pelviens et est limitée en haut par une ligne circulaire au tiers inférieur de la cuisse, on ne peut plus invoquer la distribution nerveuse ou radiculaire, il faut admettre la distribution métamérique.

Debove et Parmentier (1) ont observé des cas de syringomyélie dans lesquels la thermoanalgésie ou la thermoanesthésie étaient ainsi disposées comme des bas.

Chipault (2) a décrit des anesthésies pottiques en bottines, en bas longs (jusqu'à mi-hauteur des cuisses), en caleçon (jusqu'à l'ombilic), et une hyperesthésie jusqu'à mi-cuisse par commotion médullaire.

Donc, quoique la métamérisation soit moins nette et moins fréquente aux membres inférieurs qu'aux membres supérieurs, le clinicien est bien obligé de l'admettre. On reconnaîtra les syndromes métamériques à leur distribution segmentaire : le siège de la lésion est, dans ces cas, dans une tranche de la moelle lombosacrée d'autant

(1) Debove, in Leç. du mardi de Charcot, t. II, p. 500. — Parmentier. *Nouv. Iconogr. de la Salpêtr.*, 1890, p. 219. Cit. de Brissaud, in Leç. citées sur les mal. nerv., p. 220.

(2) Chipault. La topogr. de l'anesth. pottique. *Revue neurol.* 1896, p. 293, et Quelques types clin. nouv. de lés. radicul. et médull. *Presse méd.*, 1896, p. 83.

plus élevée que le segment de membre atteint est lui-même plus haut.

6. — LE SYNDROME RADICULAIRE DE LA MOELLE DORSALE.

La *moelle dorsale*, qui s'étend de la 2e à la 9e vertèbre dorsale, correspond à l'origine des paires dorsales, depuis la 2e jusqu'à la 12e.

Chacune de ces paires innerve, au point de vue sensitif, une bande du tronc. La bande supérieure (2e dorsale) s'étend à la partie supérieure de la face interne du bras. De D_2 à D_4 les zones sont au-dessus du mamelon, qui est compris dans la zone de D_5, de même que le nombril est compris dans la zone de D_{10} (1). La zone de D_{12} confine à la zone supérieure de la moelle lombaire (2).

Ces zones, horizontales à la partie supérieure du tronc, deviennent de plus en plus obliques, de haut en bas et d'arrière en avant, au fur et à mesure qu'on descend.

Chacune de ces zones est innervée par la paire correspondante (principale) et aussi (accessoirement) par les paires immédiatement supérieure et inférieure (Sherrington). Il en résulte que, quand on coupe une racine, l'anesthésie n'est pas complète dans la région correspondante et que, dans une anesthésie donnée, il faut chercher la lésion à quatre pouces au-dessus de la ligne d'anesthésie (Horsley).

Voici maintenant le tableau (d'après Wichmann) des symptômes moteurs et sensitifs de la moelle dorsale :

(1) Un fait de MACKINTOSH (*The Brit. med. Journ.*, 1898, p. 478. *Revue neurol.*, 1898, p. 203) montre que la zone sensitive de la dixième racine dorsale n'atteint pas l'ombilic.

(2) Voir la distribution d'après THORBURN, in MARINESCO, *Sem. méd.*, 1896, p. 230. (Travaux de Sherrington, Horsley...)

	SYMPTOMES MOTEURS	SYMPTOMES SENSITIFS
MOELLE DORSALE — 3e au 12e Segments thoraciques	A la paralysie de la région inférieure du tronc et des membres inférieurs s'ajoute la paralysie des muscles du ventre et du dos ; le symptôme montant plus ou moins, suivant la hauteur de la lésion. 2e, 3e et 4e paires dorsales : petit dentelé postéro-supérieur ; 5e, 6e, 7e et 8e : triangulaire du sternum, grand oblique de l'abdomen, grand droit, petit oblique et transverse de l'abdomen ; 9e, 10e, 11e et 12e : grand droit, petit dentelé postéro-inférieur, muscles large et pyramidal de l'abdomen (1).	Anesthésie de tout le domaine du plexus sacré et du plexus lombaire. Au-dessus du ligament de Poupart en avant et de l'apophyse épineuse de la 5e lombaire en arrière, l'anesthésie monte sur le tronc plus ou moins haut, suivant le segment atteint. L'anesthésie monte plus lentement que les segments médullaires, trois segments étant en général unis. La lésion dans le domaine des 11e et 10e segments thoraciques a les mêmes limites d'anesthésie que la lésion du 12e segment thoracique et même du 1er lombaire. Quand l'anesthésie est au 10e segment, la lésion doit être deux segments plus haut, au 8e. Dans la destruction transversale complète de la moelle, les réflexes tendineux manquent ; dans l'incomplète, ils sont exagérés. A cause de la paralysie des muscles respiratoires, dyspnée et respiration diaphragmatique ; et cela jusqu'aux lésions du 4e segment cervical.
2e Segment thoracique	Comme ci-dessus.	La limite supérieure des troubles sensitifs est formée par une ligne à la hauteur des 2e et 3e côtes, partant horizontalement du dos au niveau de l'apophyse épineuse de la première vertèbre dorsale. Elle passe sous l'aisselle et comprend une bande à la face interne du tiers supérieur du bras (hypesthésie) ; ceci peut, du reste, manquer si le 1er segment thoracique est intact.

(1) Ce paragraphe est emprunté à Testut.

On déduira facilement de tout cela le syndrome de la moelle dorsale : la paralysie et l'anesthésie portent dans les lésions complètes de cette moelle, sur le domaine entier, moteur et sensitif, situé au-dessous de la lésion. Outre les escarres, qui sont comme pour la moelle lombosacrée, il y a d'autres troubles trophiques importants : c'est le zona du tronc qui dessine alors à l'extérieur la distribution des racines.

Pour les réflexes, nous aurons l'abolition et plus souvent l'exagération de tous ceux que nous avons vus avoir leur centre au-dessous de la moelle dorsale (y compris les réflexes rotulien et crémastérien). Quant aux réflexes ayant leur centre dans la moelle dorsale et qui seront abolis dans la destruction totale de celle-ci, le clinicien n'a à connaître que le réflexe abdominal (1).

On fait rétracter la paroi abdominale d'un sujet quand on frictionne légèrement la peau du ventre (réfl. cutané) ou quand on percute cette paroi (réfl. tendineux?). Étudié par Rosenbach, Bodon, Parisot, Ostankoff, Dinkler, Pitres, etc., ce réflexe appartiendrait au domaine des 9e (réflexe supérieur), 10e, 11e et 12e (réflexes moyen et inférieur) paires intercostales.

7. — LE SYNDROME MÉTAMÉRIQUE OU SEGMENTAIRE DE LA MOELLE DORSALE.

C'est surtout avec l'histoire clinique des zonas du tronc que l'on a fait (Brissaud) (2) l'étude de la métamérisation médullaire.

Plusieurs auteurs (3) avaient déjà cliniquement remarqué que le zona thoracique est horizontal et croise très souvent les trajets intercostaux, au lieu de se superposer à eux. Les uns en avaient conclu que le zona n'est

(1) Ganault. Th. citée, 1898, p. 102.
(2) Brissaud. Le zona du tronc et sa topogr. *Bull. méd.*, 1896, p. 27 et 87.
(3) Brissaud cite : Bærensprung, Balmanno Squire, Leroux, Head.

pas d'origine nerveuse, les autres que les nerfs thoraciques ont une direction « sensiblement horizontale » : deux opinions impossibles à soutenir. Brissaud a le premier bien analysé le fait et en a donné la théorie.

Il y a des zonas thoraciques de deux origines nerveuses : les uns d'origine névritique ou ganglionnaire suivent le trajet des nerfs, les autres d'origine médullaire sont horizontaux ; au haut du thorax, ils se superposent assez bien aux nerfs, qui sont, eux aussi, horizontaux. Mais, au fur et à mesure qu'on descend, les nerfs deviennent de plus en plus obliques de haut en bas et d'arrière en avant ; et les zonas, restant horizontaux, croisent les nerfs sous un angle de plus en plus grand.

Ces zonas horizontaux du tronc représentent bien la forme des zones de distribution des divers segments de la moelle dorsale. Il faut y joindre les névralgies et les bandes d'anesthésie, d'hypesthésie ou d'hyperesthésie qui présentent la même distribution. Ainsi Achard (1) a décrit une bande d'anesthésie dissociée dont la topographie était exactement celle du zona abdominal.

Avec ces divers symptômes, on constitue le syndrome métamérique ou segmentaire complet de chaque segment de la moelle dorsale.

8. — LE SYNDROME RADICULAIRE DE LA MOELLE BRACHIALE.

La *moelle brachiale*, qui s'étend de la 4e vertèbre cervicale à la 2e dorsale, correspond à l'origine des 5e, 6e, 7e et 8e paires cervicales et de la 1re paire dorsale.

Voici le tableau de la distribution sensitivomotrice ; nous l'empruntons à Testut (2) pour la motilité et à Wichmann pour la sensibilité :

(1) ACHARD. Syringom. amyotr. du type Aran-Duchenne et anesth. dissociée en bande zostéroïde sur le tronc. *Gaz. hebdom.*, 1890, p. 361, et *Revue neurol.*, 1896, p. 377.

(2) Pour simplifier, je supprime, dans le tableau de Testut, les muscles à côté desquels il y a un point d'interrogation.

		TROUBLES MOTEURS	TROUBLES SENSITIFS
MOELLE BRACHIALE	1er *Segment thoracique* (médian et cubital)	Grand et petit pectoral; fléchisseurs des doigts; cubital antérieur; carré pronateur; intercostaux; surcostaux; petit dentelé postérosupérieur.	Anesthésie limitée en haut par une ligne horizontale allant de l'apophyse épineuse de la 1re dorsale à la 3e côte en avant. Sous l'aisselle, anesthésie ou hypesthésie en bande jusqu'à la moitié de la face interne du bras. L'hypesthésie peut s'étendre le long du bord interne de la face cubitale du bras et de l'avant bras et de la moitié interne de la main (dos et paume), ainsi que des 3e, 4e et 5e doigts. Symptômes oculopupillaires.
	8e *Segment cervical*	Long du cou; grand et petit pectoral; grand dorsal; triceps brachial; anconé; fléchisseurs des doigts; cubital antérieur; carré pronateur; abducteur du pouce; interosseux; adducteur, court fléchisseur et opposant du petit doigt.	A l'anesthésie du tronc s'ajoute l'anesthésie le long de toute la face interne cubitale du bras, de l'avant-bras et du dos de la main, des 3e, 4e et 5e doigts au dos, de l'éminence hypothénar et des 4e et 5e doigts à la paume. Légère hypesthésie au milieu de la main. Symptômes oculopupillaires dans la lésion transverse; ces troubles manquent habituellement si la lésion est radiculaire.
	7e *Segment cervical* (radial)	Long du cou; scalène postérieur; grand et petit pectoral; grand dorsal; coracobrachial; triceps brachial; anconé; fléchisseurs superficiels des doigts; radiaux externes; extenseurs des doigts; cubital postérieur.	Anesthésie du tronc, comme ci-dessus. Au bras, toute la moitié interne du bras et de l'avant-bras jusqu'à la ligne axillaire, en avant et en arrière. Hypesthésie en arrière sur le bord radial de la main et le long du bras et de l'avant-bras, la zone cutanée moyenne touchant la ligne axillaire; de la paume de la main et des 3 premiers doigts. Absence des réflexes du membre supérieur.

		TROUBLES MOTEURS	TROUBLES SENSITIFS
MOELLE BRACHIALE	*6e Segment cervical* (circonflexe, susscapulaire, radial et musculocutané)	Long du cou; scalènes; grand dentelé; sous-scapulaire; deltoïde; grand pectoral; biceps brachial; brachial antérieur; rond pronateur; grand palmaire; long et court supinateurs; radiaux externes; abducteur, opposant et court fléchisseur du pouce.	Tronc et membre inférieur, comme ci-dessus. Anesthésie de toute la moitié interne du membre supérieur en avant et en arrière, de toute la main et de tous les doigts, de l'avant-bras (sauf une zone mince radiale qui est hypesthésiée), le milieu de la face postérieure du bras sur le triceps. Hypesthésie du reste du domaine de l'axillaire au bras et à l'épaule. Absence des réflexes du membre supérieur. (Affection mortelle en quelques jours ou quelques semaines.)
	5e Segment cervical (circonflexe, susscapulaire, radial et musculocutané)	Long du cou; scalènes; angulaire de l'omoplate; rhomboïde; grand dentelé; sousclavier; sousépineux; susépineux; petit rond; sousscapulaire; deltoïde; biceps brachial; brachial antérieur.	Tronc, membre inférieur et tout le membre supérieur au-dessous de la ligne du cou et de l'épaule. (Affection mortelle en quelques jours ou quelques heures.)

On retiendra facilement la distribution sensitive radiculaire des diverses parties de la moelle brachiale en plaçant le sujet à quatre pattes et le membre supérieur tourné de 90° (dans sa position primitive), le pouce en avant. On voit alors la sensibilité distribuée en trois bandes parallèles (occupant chacune la longueur entière du membre) : la postérieure innervée par la 1re dorsale et la 8e cervicale, la moyenne par la 7e et une partie de la 6e cervicale, l'antérieure par une partie de la 6e et la 5e cervicale. Donc, comme pour le membre inférieur et le tronc, les zones de distribution radiculaire se succèdent d'arrière en avant dans le même ordre et de la même manière que les paires rachidiennes elles-mêmes.

Pour la distribution motrice, on se rappellera que la paire inférieure (1re dorsale) correspond au médian et au cubital et les paires supérieures (5e, 6e et 7e cervicales) au circonflexe et au radial. Marinesco a précisé la position de ces noyaux d'origine dans un travail récent (1) : il montre notamment que chaque nerf a un noyau principal et des noyaux accessoires et que chaque nerf tire son origine de plusieurs segments médullaires. « C'est ainsi que le cubital et le médian dont la source principale est constituée par le huitième segment cervical reçoivent encore des fibres de la septième cervicale et en plus du segment dorsal. »

Les *réflexes* qui ont leur centre dans cette portion de la moelle sont d'abord tous les réflexes cutanés et tendineux du membre supérieur : le réflexe tendineux du biceps étant celui qui a son centre médullaire le plus haut (5e cervicale).

Dans la même région est aussi le centre ciliospinal, dont la présence est capitale pour la séméiologie de cette région : les fibres excitatrices oculopupillaires sortent de la moelle par la 8e cervicale et surtout la 1re dorsale pour se rendre, par le rameau communiquant, au ganglion cervical inférieur du sympathique.

Les expériences de Claude Bernard et de Mme Déjerine-Klumpke (1885) le démontrent. Quand on pratique, chez un animal, la section ou l'arrachement des racines d'origine du plexus brachial, on voit survenir des phénomènes pupillaires chaque fois que le rameau communiquant de la 1re paire dorsale est lésé, et seulement alors.

Il y a aussi une série de faits cliniques confirmatifs. Raymond (2) cite ceux de Prévost, Pfeiffer, Heubner,

(1) Marinesco. Contr. à l'étude des localisat. des noyaux moteurs dans la moelle épin. *Revue neurol.*, 1898, p. 463.
(2) Raymond. Paral. radicul. du plexus brach. (1 déc. 1894);

Bruns, Monter, Muller et surtout Sands et Seguin (1873). Dans ce dernier cas, il y avait paralysie traumatique du plexus brachial sans troubles oculopupillaires; pour remédier à de violentes douleurs, Seguin sectionne les racines inférieures du plexus et le myosis apparaît. Oppenheim a pu exciter les premières paires dorsales chez un homme dont on avait trépané le rachis : seule, l'excitation de la 1re paire dorsale a déterminé une mydriase considérable qui se maintenait pendant quelques secondes.

Cliniquement, si la mydriase indique l'excitation de ce centre ciliospinal (partie inférieure de la moelle brachiale), la lésion destructive de cette même région de moelle entraînera le myosis, le rétrécissement de la fente palpébrale et la rétraction du globe oculaire.

De tout cela résulte facilement la description du syndrome radiculaire de la moelle brachiale : les douleurs, les paralysies, les anesthésies, les amyotrophies, les troubles vasomoteurs et réflexes se distribuent suivant le tableau anatomophysiologique que nous venons de donner.

Le syndrome peut d'ailleurs être total ou partiel. Dans ce dernier groupe, il y a un grand nombre de variétés. Mais on peut distinguer deux types principaux : le type supérieur et le type inférieur.

Dans le type supérieur (Erb, Duchenne) sont atteints le deltoïde, le biceps, le brachial antérieur et le long supinateur (Erb), souvent aussi les sus et sousépineux, le faisceau claviculaire du grand pectoral, le court supinateur (Duchenne). C'est la paralysie, partielle ou totale, des 5e et 6e paires cervicales.

Dans le type inférieur (Klumpke), sont atteints les muscles du médian et du cubital : paralysie de la 1re paire dorsale.

paral. radicul. sensit. du plex. brach. (22 mars 1893); un cas de paral. radicul. du plex. brach. dr. (4 avril 1896); Leç. sur les mal. du syst. nerv., 1896, t. I, p. 217 et 239; 1897, t. II, p. 370.

Les troubles oculopupillaires ne servent pas seulement à préciser la hauteur de la lésion. Ils permettent aussi de dire, dans certains cas, si la lésion est dans le plexus brachial ou dans ses racines. Car les troubles n'apparaissent pas quand les mêmes nerfs (huitième cervicale et première dorsale) sont atteints au-dessous de l'émergence du rameau communiquant par le grand sympathique. C'est donc là un puissant élément de *diagnostic différentiel*.

9. — LE SYNDROME MÉTAMÉRIQUE OU SEGMENTAIRE DE LA MOELLE BRACHIALE.

C'est avec les anesthésies segmentaires des membres dans la syringomyélie et avec la distribution métamérique des zonas des membres que Brissaud a fait la théorie du métamérisme médullaire.

Pour la *syringomyélie* (1), il cite notamment un fait de Gilles de la Tourette et Zaguelmann (1880) et un de Parmentier (1890) de thermanesthésie en gants (longs, jusqu'au coude), puis un fait de Debove et un de Souques (1891) d'anesthésie dissociée en manches. Il analyse ces faits et montre que, notamment pour le gant, il faut une partie des trois nerfs cubital, médian et radial. Ce n'est donc pas une distribution névritique. Ce n'est pas non plus la distribution radiculaire, que nous savons être en bandes longitudinales, parallèles à l'axe du membre. C'est la distribution segmentaire correspondant au métamérisme médullaire.

Pour les *zonas* (2), on en voit aussi dont l'éruption présente une distribution segmentaire : tels les faits de Head et de Mannkopf. Brissaud fait ensuite remarquer qu'il en est de même pour beaucoup de maladies cutanées.

(1) Brissaud. Leç. sur les mal. nerv., 1895, p. 215.
(2) Brissaud. Sur la distribut. métamér. du zona des membr. *Presse méd.*, 11 janvier 1896, et *Revue neurol.*, 1896, p. 710.

« Ainsi le cas d'*ichtyose sébacée* de Biefel a les zones transversales de la syringomyélie; aux bras en particulier, deux larges bracelets cylindriques entourent la partie moyenne de la région humérale. Dans un récent travail sur les rapports de l'*eczéma* chronique avec l'anesthésie de la peau, Stoukovenkoff et Nikolski ont signalé l'existence d'anesthésies en tranches symétriques et perpendiculaires à l'axe des membres chez des sujets hystériques ou non. Enfin la *sclérodermie* (1), qui peut se distribuer suivant le trajet d'un nerf ou présenter une topographie radiculaire, peut aussi avoir une distribution segmentaire, métamérique.

Pour les *nerfs moteurs*, Joseph Collins (2) avait déjà établi que : « les groupes cellulaires qui donnent naissance au plexus brachial sont au nombre de trois et ils s'étendent depuis la partie supérieure de la 4e paire cervicale jusqu'à la partie inférieure de la 1re dorsale. Les cellules de la portion supérieure de cette aire fournissent aux muscles de l'épaule ou du bras. Les cellules de la partie inférieure donnent à l'avant-bras et à la main. Les noyaux des fléchisseurs sont externes et à un niveau inférieur à ceux des extenseurs. Les cellules qui donnent naissance aux nerfs qui innervent les muscles extenseurs sont situées plus près de la ligne médiane que celles qui innervent les fléchisseurs (3). »

La même année, d'un fait d'atrophie musculaire avec autopsie, Græme M. Hammond (4) conclut aussi qu'un groupe cellulaire de la moelle donne les nerfs musculaires à l'avant-bras et un autre groupe à la main.

(1) Brissaud. Pathogénie du processus scléroderm. *Presse méd.*, 1897, p. 285 (*Revue neurol.*, 1897, p. 363); et Drouin. Quelques cas de sclérod. local. à distrib. métamér. *Th. Paris*, 1898.

(2) Joseph Collins. *The New-York med. Journ.*, 1894, p. 40 et 98. *Revue neurol.*, 1894, p. 103.

(3) On peut rapprocher ces données de celles que Marinesco a invoquées pour expliquer la fréquence de la « main de prédicateur » dans la syringomyélie.

(4) Græme M. Hammond. *The New-York med. Journ.*, 1894, p. 1. *Revue neurol.*, 1894, p. 116.

Plus récemment, j'ai moi-même (1) décrit un tremblement segmentaire (main et poignet) dans un cas de sclérose en plaques.

Le syndrome segmentaire de la moelle brachiale est donc ainsi caractérisé par des symptômes sensitifs, trophiques ou moteurs ayant pour caractère commun d'occuper un segment de membre, limité par une ligne circulaire perpendiculaire à l'axe du membre (ligne d'amputation ou de désarticulation).

10. — LE SYNDROME DE LA MOELLE CERVICALE.

Nous ne comprenons plus sous le nom de *moelle cervicale* que la portion de moelle qui répond aux 3 premières vertèbres cervicales et donne naissance aux 4 premières paires cervicales.

Au point de vue sensitif, ce segment médullaire innerve le cou et la région occipitale, au-dessus du domaine (déjà décrit) de la moelle brachiale et de la moelle dorsale, et confine au domaine du trijumeau; sa ligne de démarcation avec ce dernier domaine (2) suit le bord inférieur du maxillaire inférieur et le bord postérieur de sa branche montante, passe en avant de l'oreille et va tout droit sur le sommet de la tête rejoindre la même ligne du côté opposé. Dans ce domaine sensitif du plexus cervical, la partie postérieure est innervée par les branches postérieures (sousoccipitales) des 2 premiers nerfs cervicaux et la partie antérieure par les branches antérieures des 4 premiers cervicaux.

Voici maintenant le tableau des troubles moteurs et

(1) Congrès des neurolog. de Marseille, avril 1899. Voir aussi mes Leç. sur les Sympt. segmentaires de la moelle, le fait d'amyotrophie en gant que vient de publier le Dr Crocq (*Journ. de neurol.*), et le travail déjà cité de Van Gehuchten et Nélis (*Ibid.*, 1899, p. 301).

(2) Voir la fig. 433 de la p. 576 du t. II du Traité d'anat. de Testut, 3e édit., 1897.

sensitifs pour la moelle cervicale, d'après Testut pour la motilité, d'après Wichmann pour la sensibilité.

MOELLE CERVICALE	TROUBLES MOTEURS	TROUBLES SENSITIFS
4e Segment cervical	Branche antérieure de la 4e paire cervicale : grand droit antérieur ; long du cou ; scalène postérieur ; diaphragme ; angulaire de l'omoplate ; trapèze. Branche postérieure : muscles spinaux.	Lésions transverses totales rapidement mortelles par paralysie du phrénique et des intercostaux. Dans les compressions lentes ou les lésions partielles, anesthésie de tout le tronc et des quatre membres jusqu'à la nuque, pouvant même s'étendre jusqu'à la tête et à la face.
3e Segment cervical	Branche antérieure de la 3e paire : grand droit antérieur ; long du cou ; sous-hyoïdiens ; scalène postérieur ; angulaire de l'omoplate ; trapèze. Branche postérieure : grand complexus ; muscles spinaux.	
2e Segment cervical	Branche antérieure de la 2e paire : grand droit antérieur ; long du cou ; sterno-cléido-mastoïdien ; génio-hyoïdiens ; sous-hyoïdiens. Branche postérieure : grand oblique ; grand complexus ; splénius ; petit complexus.	
1er Segment cervical	Branche antérieure de la 1re paire : petit et grand droits antérieurs ; géniohyoïdiens ; soushyoïdiens. Branche postérieure : grand et petit droits postérieurs ; grand et petit obliques ; grand complexus.	

En résumé, pour la sensibilité, en mettant le sujet à quatre pattes, la tête pendante (la nuque et l'occiput en avant), le plexus cervical donne deux bandes, l'une antérieure (région occipitale et nuque), l'autre postérieure (oreille, partie antérieure du cou). La topographie des anesthésies dans les lésions de cette moelle se déduit tout naturellement de là. Les douleurs sont : 1° du torticolis douloureux, des douleurs à la nuque et à l'occiput en collier; 2° le long du phrénique (à la base de la poitrine ou dans l'épaule avec points douloureux au niveau des insertions costales du diaphragme — 7e à 10e côte — au cou en avant du scalène antérieur, en arrière au niveau des apophyses épineuses des 3e et 4e cervicales) (1).

Pour la motilité, la moelle cervicale préside : 1° aux divers mouvements de la tête sur le tronc (flexion, rotation, extension); 2° à la motilité du diaphragme (phrénique). Les symptômes d'excitation ou de paralysie du premier groupe musculaire sont faciles à prévoir : convulsions (tics) ou paralysie de la rotation, de la flexion ou de l'extension de la tête. Quant au diaphragme, Duchenne a établi magistralement les symptômes de sa paralysie.

Dans l'inspiration, l'épigastre et les hypocondres se dépriment au lieu de se dilater, en même temps que le thorax augmente de volume et inversement pendant l'expiration. S'il y a simple parésie, le phénomène n'apparaît que dans les respirations grandes ou agitées; si la paralysie est unilatérale, il se produit d'un seul côté. En même temps la respiration est plus fréquente, surtout au moindre effort pour marcher ou parler, ou à la moindre impression. Tous les muscles inspirateurs extraordinaires entrent alors en jeu; la face rougit et le malade étouffe. La voix est faible et la plus légère émission de son entraîne de l'essoufflement. L'expectoration est difficile ou impossible. La défécation exige de grands efforts et se fait avec beaucoup de peine.

Le *diagnostic différentiel* de ce syndrome cervical doit se faire avec le syndrome brachial ou dorsal et le syndrome bulbaire.

Le premier se fera par la présence des symptômes dont le point de départ appartient exclusivement à la

(1) Mayet. Traité de diagn. méd. et de séméiol., 1898, t. I, p. 336.

moelle cervicale et que nous venons de décrire. Le second se fera par l'absence des symptômes vraiment bulbaires tels que les paralysies oculaires, des lèvres, de la langue, de la déglutition, les anesthésies du trijumeau, etc.

TABLE DES MATIÈRES

PARIS. — IMPRIMERIE F. LEVÉ, RUE CASSETTE, 17.

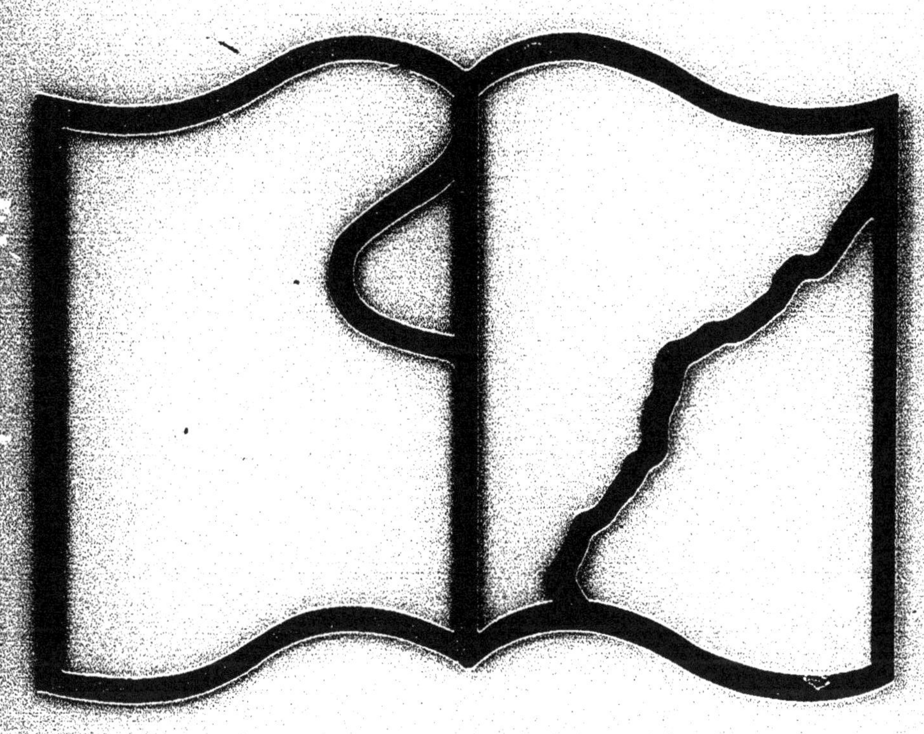

Texte détérioré — reliure défectueuse

NF Z 43-120-11

www.ingramcontent.com/pod-product-compliance
Ingram Content Group UK Ltd.
Pitfield, Milton Keynes, MK11 3LW, UK
UKHW020358230726
13925UKWH00003B/1185